许公平

临证验案精粹

主　　编　邓德强

副 主 编　肖　艳　周　江

编　　者（按姓氏笔画排序）

马　丹　王　迪　王丽芳　邓佳铭　邓德强　许馨予
杨绍玮　肖　艳　何　慧　张亚琼　周　江　赵桂芳
郝丛莉　秋金玲　侯世佳　徐　坦　黄诗雄　梁伟娟
韩达妮　张　淼

人民卫生出版社

·北　京·

图书在版编目（CIP）数据

许公平临证验案精粹 / 邓德强主编. -- 北京：人民卫生出版社，2025. 3. -- ISBN 978-7-117-37683-9

Ⅰ. R259. 871

中国国家版本馆 CIP 数据核字第 2025JA9198 号

人卫智网	www.ipmph.com	医学教育、学术、考试、健康，购书智慧智能综合服务平台
人卫官网	www.pmph.com	人卫官方资讯发布平台

许公平临证验案精粹

Xu Gongping Linzheng Yan'an Jingcui

主　　编：邓德强
出版发行：人民卫生出版社（中继线 010-59780011）
地　　址：北京市朝阳区潘家园南里 19 号
邮　　编：100021
E - mail：pmph @ pmph.com
购书热线：010-59787592　010-59787584　010-65264830
印　　刷：廊坊一二〇六印刷厂
经　　销：新华书店
开　　本：710 × 1000　1/16　　印张：14
字　　数：186 千字
版　　次：2025 年 3 月第 1 版
印　　次：2025 年 4 月第 1 次印刷
标准书号：ISBN 978-7-117-37683-9
定　　价：69.00 元
打击盗版举报电话：010-59787491　E-mail：WQ @ pmph.com
质量问题联系电话：010-59787234　E-mail：zhiliang @ pmph.com
数字融合服务电话：4001118166　E-mail：zengzhi @ pmph.com

许公平简介

许公平，男，汉族，1954 年 11 月出生，主任医师。1978 年毕业于上海中医学院（现上海中医药大学），本科学历。曾任乌鲁木齐市中医医院内分泌科（国家中医药管理局“十一五”重点专科糖尿病科）主任，重点专科项目建设负责人，第四批、第六批、第七批全国老中医药专家学术经验继承工作指导老师，2012 年全国名老中医药专家传承工作室建设项目专家，中华中医药学会糖尿病分会委员，新疆中医药学会理事，新疆青年中医药研究会委员，自治区高级职称评审委员会中医、中西医结合高评委专业组委员，新疆内分泌学会常务委员，《新疆中医药》杂志编委，新疆医疗事故鉴定委员会委员，乌鲁木齐医学会医疗事故技术鉴定委员会委员等。多次参加国际、国家级的学术研讨会，公开发表学术论文 20 余篇，编写著作 1 部。主持、参与多项自治区级、市级科研项目，并荣获科技进步奖。多次被授予“市级劳动模范”“先进工作者”“优秀共产党员”“最佳医师”等荣誉称号。

许公平致力于中医临床和科研工作近 50 年，1971 年于吐鲁番五星人民公社农场下乡任大队卫生院再教育医生，前后参加吐鲁番地区卫生局、吐鄯托卫生局组织的卫生知识提高班，学习半年，充分发挥中医药“简、便、廉、验”的特点，就地取材，利用当地常见且低廉的草药（如桑叶、桑椹等）治病救人。1975 年，为更好地提高医疗技术、服务患者，他赴上海中医学院医疗系进行中医知识系统学习。1978 年毕业后，被分配至乌鲁木齐市中医医院工作至今。自 20 世纪 80 年代以来，他开始从事糖尿病及其并发症的临床诊治和研究。1983 年于新疆维吾尔自治区人民医院急诊科、内分泌科跟随齐广生主任学习进修 1 年。1986 年赴上海中医学院高师进修班学习 1 年。先后参加国内外学术会议交流多次。通过长期的临床实践与理论研究，逐步形成了以脾胃论治糖尿病的学术思想，创立了以“健脾利湿、清胃泻火”为核心的治疗糖耐量减低、2 型糖尿病的中医药治疗体系，并研究出了一系列治疗糖尿病及并发症的有效方药。

许公平主任医师擅长糖尿病及其并发症（如糖尿病肾病、糖尿病末梢神经炎、糖尿病周围血管病变、糖尿病视网膜病变、糖尿病性胃轻瘫等），他研发了院内中药制剂消渴健脾胶囊、三消康胶囊，其中消渴健脾胶囊治疗消渴病（糖尿病）的研究，获得科学技术成果鉴定证书，并获市科技进步奖。消渴健脾胶囊应用于临床至今已近20年，多年的临床观察发现其在逐步减少西药用量和种类的情况下，能改善患者的临床症状和体质，较好地控制血糖，并对糖尿病并发症有不同程度的改善和延缓疾病进展的作用。目前，他研究创制了治疗糖尿病肾病的“渴肾康”、治疗糖尿病视网膜病变的“渴目清”、治疗糖尿病周围神经病变的“渴筋通”、治疗糖尿病性阳痿的“渴痿康”、治疗糖尿病合并心脏病的“渴心通”、治疗糖尿病合并脑血管病的“渴脑通”、治疗糖尿病性胃轻瘫的“渴胃通”等协定处方。

邓德强简介

邓德强，医学博士，硕士研究生导师，主任医师，乌鲁木齐市中医医院党委副书记、院长，新疆第二医学院中医学院名誉院长，内分泌诊疗中心主任，国家中医药管理局内分泌重点专科学术带头人，新疆维吾尔自治区内分泌重点学科的学科带头人。担任世界中医药学会联合会糖尿病专业委员会副会长，中国民族医药学会内分泌分会副会长，中华中医药学会糖尿病分会常务委员，世界中医药学会联合会肾病专业委员会常务委员，中国中药协会肾病中药发展研究专业委员会常务委员，中国医师协会中医师分会委员，新疆中医药学会络病专业委员会副主任委员，新疆中西医结合学会内分泌专业委员会、肾病专业委员会常务委员，新疆医学会内分泌、糖尿病专业委员会常务委员。荣获“全国百名杰出青年中医”“全国中医药科学普及金话筒奖”“卫生部创先争优先进个人”，“新疆维吾尔自治区先进工作者”“乌鲁木齐市劳动模范”“乌鲁木齐市优秀人才”“乌鲁木齐市卫生系统首批学科带头人”，以及“2016 年度乌鲁木齐市科技创新人才”等称号。参加国家重点基础研究发展计划（973 计划）“十一五”攻关课题，主持新疆维吾尔自治区科学技术厅、新疆维吾尔自治区中医药管理局、乌鲁木齐市科学技术局、乌鲁木齐市卫生健康委员会及天山区等多项课题。公开发表学术论文 64 篇、科普文章 60 篇，论著 3 部，参编著作 7 部，是《世界中西医结合杂志》《中华糖友》《中华现代临床医学杂志》编委，曾任《糖尿病之友》杂志的特聘专家。师从国医大师吕仁和、全国名老中医药专家许公平以及赵进喜教授。他提出“内热伤阴耗气为贯穿糖尿病始终的病机”和“从湿论治糖尿病及其并发症”观点，采用“截断治法”“培土化湿活血法”治疗糖尿病，创制“雪莲益肾方”“雪莲滋肾方”“益肾养颜膏方”等验方，广泛应用于临床，疗效显著。

邓德强主任医师擅长治疗糖尿病及其并发症、甲状腺疾病、高尿酸血症等内分泌代谢疾病，以及肾病、肾衰竭等疑难杂症。

序

新疆地处中国西北边陲，地域辽阔，是个多民族地区，在历史上是古丝绸之路的重要通道，有着悠久的历史和传统医药学遗产。中医，这一医学宝库，凭借其深厚、宏阔的医学理论，以及历经千锤百炼的实践经验，为人类健康事业的推进和繁荣作出了无可替代的杰出贡献。20 世纪以来，新疆中医队伍不断壮大，包括“新疆四大名医”在内的许多医家为我们留下了宝贵的经验和智慧。这些经验不仅仅是文字，更是历代名医在无数个日夜中，对生命探索与思考的结晶。每一篇经验，都蕴含着深厚的医理，都充满了对人性的关怀和对健康的追求。

许公平主任医师作为第四批及第六批、第七批全国老中医药专家学术经验继承工作指导老师，2012 年全国名老中医药专家传承工作室建设项目专家。他致力于中医临床和科研工作近 50 年，具有丰富的临床经验，深受患者喜爱。其独到的诊疗思路对于中医事业的发展具有重要意义。

此次中医传承创新项目在名医工作室各成员的共同努力下，归纳精选许公平主任临证方药，最终汇集成书。本书全面挖掘、整理了许公平主任治疗中医杂病的临床经验，着眼细微，思路缜密，条分缕析，言简意赅，为中医从业者、学者和爱好者提供了一份宝贵的学习资料。通过本书，读者可以深入了解许公平主任在临床实践中所遇到的典型病例、辨证论治思路、用药心得等方面的宝贵经验。我们希望通过这本书，进一步推动名老中医学术经验的继承与发展，亦是对新疆中医学术的传承与弘扬，为中医学术的发展贡献一份力量。

邓德强

2024 年 3 月 1 日

前　言

《许公平临证验案精粹》的出版，源于我们对中医学传统与现代医学研究的深度探索与执着追求。这本书不仅是对许公平主任医师近五十年丰富临床经验的系统总结，更是对中医学传统智慧的现代诠释与传承。我们深知，中医学作为中华民族的文化瑰宝，其深厚的理论体系和丰富的临床经验，对于现代医学的发展具有不可估量的价值。因此，我们希望通过这本书的出版，能够将许公平主任医师的宝贵经验传递给更多的中医学者和爱好者，为中医学的传承与发展贡献一份力量。

在这本书中，我们详细记录了许公平主任医师在临床实践中积累的丰富经验，包括他对各种病症的独特见解和治疗方法。同时，我们还结合现代医学的研究成果，对中医学的传统理论进行了深入的诠释和探讨。这些内容不仅涵盖了中医学的基础理论，还包括了临床实践中遇到的各种问题及其解决方案。

除此之外，本书还新增了糖尿病及其并发症的治则以及糖尿病合并的多种常见病症的临床案例。这些案例都是许公平主任医师在临床实践中亲自诊治的真实案例，具有极高的参考价值和指导意义。我们希望通过这些案例的分享，能够帮助读者更好地理解和应用中医学的理论和方法。

然而，我们也深知，任何一本著作都不可能做到完美。在本书的编纂过程中，虽然我们尽力做到了严谨、细致，但难免还会存在一些不足之处。我们真诚地希望广大读者在阅读过程中能够提出宝贵的意见和建议，帮助我们不断完善和提高。

最后，我们衷心感谢所有支持和关注本书的读者。愿这本书能够成为您学习中医学的良师益友，为您在探索中医学的道路上提供有益的帮助和启示。同时，我们也期待更多的中医学者和爱好者能够加入中医学的传承与发展事业中来，共同为中华民族的医学事业贡献力量。

编者

2025 年 1 月

目 录

第一章 消渴病

第一节　上消、中消

病案 1

常某，女，62岁，2022年3月21日初诊。

患者既往糖尿病病史5年，空腹血糖7～9mmol/L，口干，口苦，视物模糊，偶感胃脘胀痛，排气多，夜寐欠佳，大便不成形，小便正常。舌质暗红，舌苔薄白，脉弦滑。

中医诊断：消渴病（肺肾两虚，心神不宁）。

西医诊断：2型糖尿病。

治则：滋阴补肺肾，宁心安神。

处方：麦冬10g，五味子10g，淡竹叶10g，知母10g，黄芩10g，黄连6g，黄柏10g，天花粉9g，薏苡仁10g，首乌藤10g，磁石10g，龙齿6g，灯心草6g，莱菔子10g。

用法：共7剂，水煎400ml，日1剂，早晚饭后温服各200ml。

二诊：2022年3月28日。寐安，胃脘部胀痛，口干、口苦好转，视物模糊减轻，排气量同前，二便正常，舌暗红苔薄白，脉弦滑。故调整方药，前方去麦冬、天花粉、薏苡仁，加沙参10g、大腹皮10g。

三诊：2022年4月4日。继服上方7剂。口干、口苦好转，视物模糊减轻，胃脘部胀痛较前好转，排气量减少，二便正常，舌暗红苔薄白，脉弦滑。故守原方继续服药。

按语：许师（许公平）认为，消渴泛指以多饮、多食、多尿、形体消瘦，或尿有甜味为特征的疾病。本病在《黄帝内经》中被称为“消瘅”。口渴引饮为上消，善食易饥为中消，饮一溲一为下消，统称消渴（三消）。“下消”为消渴病之一，《圣济总录》称之为“消肾”，《医学纲目》称之为“肾消”。症见面黑耳焦，饮一溲二，溲似淋浊，如膏如油等。多由肾水亏竭，蒸化失常所致。治宜以补肾固涩为主。方中麦冬甘寒，养阴清热，润肺生津；五味子酸温，敛肺止汗，生津止渴；淡竹叶、知母、天花粉清热生津；黄芩、黄连、黄柏清热燥湿，泻火解毒；薏苡仁利水渗湿，健脾止泻；莱菔子除胀降气；首乌藤养心安神，祛风，通络；磁石镇静安神；龙齿镇惊安神，清热除烦；灯心草清心降火。全方共呈滋阴补肺肾、宁心安神之功效。二诊寐安，胃脘部胀痛，口干，口苦好转，故调整方药，前方去麦冬、天花粉、薏苡仁，加沙参10g、大腹皮10g，以行气宽中，养阴润肺。三诊患者诸症状好转，故守原方继续服药。嘱患者防受寒，饮食宜清淡，避免食寒冷食物，适量运动，若有不适门诊随访等。

病案2

杨某，男，53岁，2019年1月9日初诊。

患者多饮多溲2年，1周前始多饮、多食、多尿症状加重、口苦，口干，乏力，四肢麻木，大便干，2～3日行一次，寐可。舌质红，苔薄黄，脉弦。

中医诊断：消渴病（胃热炽盛）。

西医诊断：2型糖尿病。

治则：清胃泻火，养阴增液。

处方：生石膏30g，熟地黄10g，麦冬10g，知母10g，川牛膝5g，甘草10g，黄芩10g，黄连10g，党参10g，薏苡仁30g，天花粉9g，淡竹叶10g，苍术10g，白术10g，大黄6g。

用法：共7剂，水煎400ml，日1剂，早晚饭后温服各200ml。

二诊：2019年1月16日。口苦、口干、多饮等症状好转，仍偶感神疲乏力，四肢麻木，大便可。舌红，苔薄黄，脉弦。故调整方药，前方改黄芩、黄连各 5g，去薏苡仁。

三诊：2019 年 1 月 24 日。无口干、口苦症状，多饮、乏力较前好转，寐安，大小便正常。舌红，苔薄黄，脉弦。故守原方继续服药。

按语：许师认为，消渴病是以多饮、多食、多尿、乏力、消瘦等为临床主要表现的一种疾病，其病名最早见于《黄帝内经》。饮食失节，长期过食肥甘，醇酒厚味，辛辣香燥，损伤脾胃，致脾胃运化失职，积热内蕴，化燥伤津，消谷耗液，发为消渴。《素问·奇病论》说："此肥美之所发也，此人必数食甘美而多肥也，肥者令人内热，甘者令人中满，故其气上溢，转为消渴。"本病病因病机是阴虚为本，燥热为标，病变的脏腑主要是肺、胃、肾，以清胃泻火，养阴增液为治疗原则，且以润肺、清胃、滋肾为主。方中以生石膏、知母清肺胃之热，熟地黄、麦冬滋肺胃之阴，川牛膝活血化瘀，引热下行。大便秘结不行，可用大黄润燥通腑待大便通后，再转上方治疗。本证亦可选用白虎加人参汤治疗。党参益气扶正，甘草益胃护津，天花粉、淡竹叶清热生津，苍术、白术、薏苡仁燥湿健脾，大黄清热通便。全方共奏益气养胃、清热生津之效。二诊口苦、口干、多饮等症状好转，故调整方药，前方改黄芩、黄连各 5g，去薏苡仁。三诊无口干、口苦症状，多饮、乏力较前好转，寐欠安，故守原方继续服药嘱患者防受寒，糖尿病饮食，控制饮食，适量运动，定期复查等。

病案 3

马某，男，59 岁，2019 年 6 月 15 日初诊。

3 年前无明显诱因出现多尿、多饮症状，住院检查确诊为 2 型糖尿病，1 周前始多食、口干、口苦症状加重，多尿、乏力、头晕，偶有咳嗽，消瘦，寐安，小便正常。舌红，苔黄，脉弦滑。

中医诊断：消渴病（胃火炽盛）。

西医诊断：2 型糖尿病。

治则：清胃泻火，养阴增液。

处方：生石膏 30g，竹叶 10g，知母 10g，黄芩 10g，黄连 10g，黄柏 10g，薏苡仁 30g，冬瓜皮 30g，车前子 10g，葶苈子 10g，天花粉 9g，水牛角（先煎）10g，珍珠母（先煎）30g。

用法：共 7 剂，水煎 400ml，日 1 剂，早晚饭后温服各 200ml。

二诊：2019 年 6 月 23 日。无明显咳嗽、乏力，口干、口苦好转，多食，偶有头晕，多尿，寐欠佳，大便正常。舌红，苔黄，脉弦滑。故前方去葶苈子，加磁石 30g。

三诊：2019 年 6 月 30 日。多食、口干、口苦较前好转，偶有头晕，多尿，寐尚可，大便正常。舌红，苔黄，脉弦滑。守原方继续服药。

按语：许师认为，五脏虚弱，过食肥甘，情志失调是引起消渴的原因，而内热是其主要病机。辨病位来看，消渴病的三多症状，往往同时存在，但根据其表现程度的轻重不同，而有上、中、下三消之分，及肺燥、胃热、肾虚之别。通常把以肺燥为主，多饮症状较突出者，称为上消；以胃热为主，多食症状较为突出者，称为中消；以肾虚为主，多尿症状较为突出者，称为下消。《医学心悟·三消》说“治上消者，宜润其肺，兼清其胃”；“治中消者，宜清其胃，兼滋其肾”；“治下消者，宜滋其肾，兼补其肺”。胃为水谷之海，主腐熟水谷，脾为后天之本，主运化，为胃行其津液。脾胃受燥热所伤，胃火炽盛，脾阴不足，则口渴多饮，多食善饥；脾气虚不能转输水谷精微，则水谷精微下流注入小便，故小便味甘；水谷精微不能濡养肌肉，故形体日渐消瘦。方中以生石膏、知母清肺胃之热，竹叶滋胃之阴，天花粉清热泻火、生津止渴，黄芩、黄连、黄柏清热泻火，水牛角清热凉血，薏苡仁益胃护津，冬瓜皮、车前子利水湿，葶苈子泻肺平喘，珍珠母平肝潜阳。全方共奏益气养胃、清热生津之效。二诊无明显咳嗽、乏力，口干、口苦好转，寐欠佳。故前方去葶苈子加磁石 30g 以平肝潜阳、镇静安神三诊患者诸症状好转，故守原方继续服药。嘱患者规律饮食，禁忌甜食、生冷、煎炸、油腻食物，禁忌烟酒等。

病案 4

王某，男，48 岁，2019 年 10 月 9 日初诊。

患者诉既往诊断为 2 型糖尿病、甲状腺结节、脂肪肝。现口服二甲双胍，空腹血糖控制在 7～8mmol/L。现症见：口干、口苦，多汗，腹胀、纳呆，咽部有痰，不易咳出，寐安，小便正常，大便尚可。舌暗红，苔白腻，脉弦滑。

中医诊断：消渴病（湿阻中焦，肝郁气滞）。

西医诊断：2 型糖尿病。

治则：健脾利湿，疏肝解郁。

处方：柴胡 10g，枳实 10g，郁金 10g，赤芍 10g，青皮 10g，夏枯草 10g，牡蛎（先煎）30g，莱菔子 30g，广藿香 10g，苍术 10g，薏苡仁 30g，土茯苓 10g，浮小麦 10g。

用法：共 7 剂，水煎 400ml，日 1 剂，早晚饭后温服各 200ml。

二诊：2019 年 10 月 15 日。口干、口苦、腹胀等症状好转，多汗、偶有咳白色黏痰，寐安，小便正常，大便 2～3 日一行，便干。舌暗红，苔白腻，脉弦滑。故前方去苍术、土茯苓、广藿香，加大黄 6g、葛根 30g、金银花 10g。

三诊：2019 年 10 月 22 日。无腹胀、咳痰，口干、口苦、多汗较前好转，大小便正常，寐尚可，舌红，苔黄，脉弦滑。

按语：许师认为，本病以胃热为主，多食症状较为突出者，称为中消；而湿阻中焦为证名。中焦指脾胃，即湿邪阻滞脾胃，影响其运化功能，湿邪内侵易困在中焦，损伤脾胃，造成脾胃健运失常，脾虚不能运化水谷精微，全身的脏腑经络无以滋养，造成周身乏力、胃脘部胀满、厌食、呕吐、面色苍白、心悸、失眠、水肿等症状。治宜健脾利湿。肝郁气滞就是由于肝失疏泄，继而出现肝气郁结，患者会出现咽部异物感症状，治宜疏肝解郁。柴胡入肝、胆经，升发阳气，疏肝解郁，透邪外出，为君药。赤芍敛阴养血柔肝为臣，与柴胡合用，以补养肝血，条达肝气，可使柴胡升散而无耗伤阴血之弊。佐以枳实理气解郁，泻热破结，与赤芍相配，又能理气和血，使气血调和。使以郁金活血止痛、行气解郁，青皮疏肝破气、消积化滞，夏枯草清热泻火、散结消肿，牡蛎平肝潜阳、收敛固涩、软坚散结，莱菔子下气定喘、消食化痰，广藿香、苍术、薏苡仁化湿解暑、健脾祛湿，土茯苓解毒除湿、通利关节、散结。全方共奏疏肝解郁、健脾燥湿之效。二诊口干、口苦、腹胀等症状好转，大便2～3日一行，故前方去苍术、土茯苓、广藿香，加大黄6g、葛根30g、金银花10g生津止渴，清热解毒以通便。三诊患者诸症状好转，故守原方继续服药。嘱患者规律饮食，禁忌甜食、生冷、煎炸、油腻食物，禁忌烟酒等。

病案5

杨某，男，65岁，2019年11月5日初诊。

患者渴饮多溲10年，周身困乏，头晕，偶有心悸、胸闷，双下肢麻木、发凉，针刺样跳痛，双下肢轻度浮肿，口苦，纳可，夜寐安，夜尿3～4次，大便干，3～4日一行。舌质暗，舌苔白腻，脉弦滑。

中医诊断：消渴病（脾失健运，湿阻中焦）。

西医诊断：2型糖尿病。

治则：健脾利湿。

处方：茵陈10g，栀子9g，大黄6g，火麻仁30g，莱菔子30g，淡竹叶9g，知母10g，黄芩10g，黄连6g，黄柏10g，薏苡仁30g，冬瓜皮30g，车前子10g。

用法：共7剂，水煎400ml，日1剂，早晚饭后温服各200ml。

二诊：2019年11月11日。患者自诉大便通调，每日1次，质软，各不适症状均明显减轻，故原方继服半个月。

按语：许师云，患者脾胃运化失司，积热内蕴，化燥伤津，从而为“消渴病”。脾胃受损，健运失职，气机不利，郁而不行，加之土虚木旺，肝脾不和，气机郁滞，肠道分清泌浊功能失调，则为夜尿频、大便干。方中茵陈、栀子、大黄清热，火麻仁佐以通便，黄连、黄芩、黄柏兼清三焦湿热，加之滋阴、健脾、利水等药物，诸药相合，共奏健脾化湿、清热通便之功。

病案6

曹某，男，55岁，2019年7月17日初诊。

患者渴饮多溲，喜食冷饮，消谷善饥，尤其喜食肥甘厚腻之品，脾气暴躁，动辄发怒，颈肩腰背部酸困疼痛，可放射至双下肢，夜寐安，夜尿1～2次，时有大便干，1～2日一行。舌红苔黄厚，脉沉细。

中医诊断：消渴病（热盛伤津）。

西医诊断：2型糖尿病。

治则：清热生津。

处方：石膏30g，淡竹叶9g，知母10g，天花粉10g，山麦冬10g，五味子10g，大黄6g，玉竹10g，牛膝10g，鸡血藤10g，丝瓜络10g。

用法：共7剂，水煎400ml，日1剂，早晚饭后温服各200ml。

二诊：2019年7月25日。诉脱发，偶有咳嗽，大便干结，2～3日一行，去山麦冬，改北沙参10g，加枳实10g、槟榔10g、番泻叶3g、枸杞子6g、何首乌6g。再服7剂，病情明显减轻。

按语：患者肺胃热盛，津气两伤，为消渴病热盛伤津之证。气虚不能化津，津亏无以上承。治以白虎汤加减清热生津。全方清热之余加重滋阴之药，意为滋阴抑阳。因患者消渴多食善饥，烦渴引饮，加玉竹、五味子、山麦冬滋阴生津。初诊方药兼顾消渴热盛及患者腿痛等症状。二诊时新诉脱发、咳嗽等问题，考虑北沙参既能养阴生津，又能润肺止咳，故替换山麦冬；二诊时加重通腹之药味以增强通腑通便之功效，疗效显著。

病案7

马某，女，75岁，2019年5月7日初诊。

患者消渴病多年，大便干，3～4日一行，量少，口干，口苦，头晕，牙痛。舌红苔黄厚腻，脉滑。

中医诊断：消渴病（火热上炎，湿瘀上蒙）。

西医诊断：2型糖尿病。

治则：清肝热火，化瘀除湿。

处方：黄连 9g，黄芩 10g，黄柏 10g，知母 10g，白芷 10g，栀子 10g，连翘 10g，牡丹皮 10g，牛膝 10g，天花粉 9g，水牛角 10g，石菖蒲 10g，败酱草 30g。

用法：共 7 剂，水煎 400ml，日 1 剂，早晚饭后温服各 200ml。

二诊：2019 年 5 月 14 日。服药 7 剂，上述症状有所缓解，大便仍干，故去栀子、牡丹皮、牛膝、败酱草，加薏苡仁 30g、桑寄生 10g、大黄 6g。再服 7 剂后症状好转。

按语：此患者三焦火热，许师选用黄连解毒汤加减，本证多由火毒充斥三焦所致。治疗以清热泻火为主。方中黄连清泻心火，兼泻中焦之火，为君药；黄芩泻上焦之火，为臣药；黄柏泻下焦之火，栀子泻三焦之火，导热下行，引邪热从小便而出。二者为佐药。结合患者其他症状，加化瘀除湿之药，便秘者，加大黄泻下焦实热。整方合用，药到病除。

病案 8

马某，男，52 岁，2018 年 6 月 5 日初诊。

患者消渴病病史 3 年。症见：口干，咽干，多饮，多尿，多食易饥，时有视物模糊，四肢及面部麻木、蚁行感，头晕、头蒙，时有心胸烦闷，偶有心前区针刺样疼痛，休息后可缓解，寐欠安，泡沫尿，夜尿 1 次，大便干，日一行。舌质红舌苔薄白，脉数。

中医诊断：消渴病（热盛伤津）。

西医诊断：2 型糖尿病。

治则：滋阴清热。

处方：生石膏 30g，淡竹叶 9g，知母 10g，黄芩 10g，黄连 6g，黄柏 10g，天花粉 9g，玉竹 10g，红花 9g，桃仁 9g，牛膝 10g，鸡血藤 10g，甘草 6g，僵蚕（炒）9g。

用法：共 7 剂，水煎 400ml，日 1 剂，早晚饭后温服各 200ml。

二诊：2018 年 6 月 12 日。患者四肢及面部麻木、蚁行感较前明显改善，仍胸闷、心烦，故在前方基础上加服当归 10g、生地黄 10g、赤芍 9g。

三诊：2018 年 6 月 20 日。患者上述症状明显好转，故继守前方，连续口服 2 周后，四肢及面部麻木、胸闷等症状基本消失。

按语：本案处方主治因热盛伤津所致消渴。方中君药生石膏、淡竹叶、知母，《丹溪心法》谓："热燥炽盛，津液干焦，渴饮水浆而不能自禁。"此类患者盖因津涸热淫，渴欲饮水自救，然饮水虽多亦不能化津布液，症见心胸烦闷，身热多汗，口干喜饮，虚烦不眠。舌红，苔薄白，脉数。生石膏辛、甘，大寒以制内盛之热，《长沙药解》中言生石膏"清心肺，治烦躁，泄郁热，止燥渴"；知母苦寒质润，入肺、胃、肾经，《神农本草经》云知母"主消渴热中……"，与生石膏相须使用，以助生石膏清肺之热，再以借苦寒润燥以滋阴；淡竹叶，甘淡，寒，清热生津除烦，引热下行，使心火由小便排出。此三药为君药，三药相伍，药简而力专，清热除烦之力尤强。黄连、黄芩与黄柏为臣药，三者为临床常用苦寒药，合称"三黄"，均具清热燥湿、泻火解毒之功，常相须为用，但也同中有异、各有所长。黄芩有清热燥湿、泻火解毒功效。黄连可泻上、中、下三焦之火。《本草纲目》亦记有："治消渴，用酒黄连。"《肘后备急方》独用黄连一物治疗消渴溲多，每取良效。黄柏功善清热、燥湿、泻火、解毒。其特点在于清泻湿热而又坚阴，辛开而苦降，不仅能祛下焦湿热，且对中焦湿热亦有疗效。《独行方》中有用黄柏一物煎汤治疗消渴尿多的记载。佐以牛膝活血化瘀，引热下行，佐天花粉、玉竹生津止渴，桃仁、红花活血化瘀，鸡血藤补血、活血、通络，僵蚕祛风化痰。甘草兼以调和诸药为使。诸药配伍，共成清热生津、止渴除烦之剂，使其热清烦除，津生渴止，由邪热内盛所致之诸症自解。

病案 9

张某，男，69 岁，2020 年 5 月 13 日初诊。

消渴病 9 年，盗汗 10 个月。症见：口干，多饮，多尿，盗汗，乏力，肢体困重，无视物模糊，双下肢麻木、冰凉，迎风流泪，寐差，泡沫尿，夜尿 2～3 次，大便调，日一行。舌质红，舌苔少津，脉细。

中医诊断:消渴病(中焦湿热,隔阳外达)。

西医诊断:2 型糖尿病。

治则:清热祛湿,固表止汗。

处方:广藿香 10g,佩兰 10g,土茯苓 10g,青蒿 10g,地骨皮 10g,浮小麦 30g,麻黄根 10g,碧桃干 10g,连翘 10g,牡丹皮 10g,大腹皮 10g,厚朴 9g,莱菔子(炒)30g。

用法:共 7 剂,水煎 400ml,日 1 剂,早晚饭后温服各 200ml。

复诊:2020 年 5 月 20 日,口干、多饮、乏力、盗汗症状较前改善,夜寐差,加服茯神 10g,首乌藤 10g,磁石 30g。

三诊:2020 年 5 月 26 日。诸症均减轻,效不更方,继服。

按语:叶天士谓“在阳旺之躯,胃湿恒多;在阴盛之体,脾湿亦不少”。中焦湿热证候的治疗,应以辛开苦降、调整脾胃升降平衡为法。湿重于热者,应以辛温与苦温相配,重在燥湿化浊。方中广藿香化湿醒脾;大腹皮、厚朴、佩兰行气、消满、祛湿,使湿化气行则脾运自健;土茯苓使湿浊由小便而利;青蒿清湿热、退虚热;地骨皮凉血除蒸;浮小麦、麻黄根止汗固表;碧桃干敛汗;连翘清热解毒;莱菔子行气除胀;牡丹皮清热凉血;茯神宁心安神;首乌藤养血安神、通络;磁石镇惊安神。

病案 10

刘某,男,41 岁,2019 年 12 月 4 日初诊。

消渴病 10 年,右手指间关节疼痛 2 周。症见:口干、多饮,四肢麻木,右手指关节疼痛,盗汗,纳可,夜寐安,夜尿 1～2 次,大便通调。舌质淡红舌苔白,脉沉涩。

中医诊断:消渴痹病(脾失健运,湿瘀阻络)。

西医诊断:2 型糖尿病性周围神经病。

治则:健脾祛湿,固表止汗。

处方:防己 10g,薏苡仁 30g,海桐皮 10g,五加皮 10g,伸筋草 9g,桑枝

10g，鸡血藤 10g，羌活 10g，草乌（制）3g，豨莶草 9g，海风藤 10g，藤梨根 10g，松节 10g，木瓜 10g，麻黄根 10g，牡蛎（煅）30g。

用法：共 7 剂，水煎 400ml，日 1 剂，早晚饭后温服各 200ml。

二诊：2019 年 12 月 11 日。口干、多饮、指间关节疼痛症状较前改善，但仍盗汗。

调整处方：薏苡仁 30g，茯苓皮 10g，猪苓 10g，车前子（炒）10g，葶苈子 10g，冬瓜皮 30g，益母草 30g，浮小麦 30g，牡蛎（煅）30g，碧桃干 10g，淡竹叶 9g，麻黄根 10g，大腹皮 10g。

用法：共 14 剂，水煎 400ml，日 1 剂，早晚饭后温服各 200ml。

用药后诸症均明显好转。

按语：许师云，《素问·脉要精微论》中提到“胃脉搏坚而长，其色赤，当病折髀……”与消渴病日久，导致气阴两虚的病理机制相符。久病易致虚致瘀，虚则脉沉。消渴病痹病以痛痹最为常见，因此当从风、寒、湿论治痹病。方中防己清热利湿，通络止痛，为君药；薏苡仁除湿行痹，通利关节，协助防己通络止痛，为臣药；鸡血藤活血止痛，祛瘀生新，海桐皮、羌活祛风止痛，藤梨根活血消肿，清热解毒，五加皮祛风湿，伸筋草、桑枝、松节、木瓜舒经通络，制草乌、豨莶草、海风藤祛风湿通络，麻黄根益气固表，牡蛎味咸，性平，敛阴止汗。

二诊时许师亦云：“新疆地处西北，气候干燥，饮食多肥甘厚腻，损伤脾胃，功能失常，致津液不敷布，湿从内生，脾虚运化失常，湿浊阻遏气机，升降失常而致盗汗。治疗不宜使用补益固涩之品，以免留邪。”因此治疗时应化湿运中，以达除邪祛湿之效，使中焦运化功能正常，升降适度，脾气方可来复，则卫气生成充足。卫气充足，腠理开合功能正常，则盗汗自去。故方中茯苓皮、猪苓、薏苡仁、车前子淡渗利湿，大腹皮理气健脾，葶苈子行气消肿，冬瓜皮、益母草、淡竹叶利尿消肿，麻黄根、浮小麦、碧桃干固表止汗，牡蛎潜阳补阴。

病案 11

古某，女，61 岁，2022 年 12 月 29 日初诊。

患者既往糖尿病病史，诉血糖控制欠佳，餐后2小时血糖为13～15mmol/L，空腹血糖为9～12mmol/L，口干明显，口苦，视物模糊，双下肢困重，无水肿，纳多，腹胀，夜寐安，大便干，两日一行。舌质淡白，舌苔白腻，脉弦滑。

中医诊断：消渴病（肺肾阴虚，胃火炽盛）。

西医诊断：2型糖尿病。

治则：补肺益肾，清胃泻火。

处方：女贞子10g，墨旱莲9g，麦冬9g，五味子10g，生地黄10g，淡竹叶9g，知母10g，石膏30g，天花粉6g，夜明砂6g，密蒙花9g，青葙子10g，桑叶10g。

用法：共7剂，水煎400ml，日1剂，早晚饭后温服各200ml。服药7剂后诸症明显改善。

按语：许师云，过食肥甘、情志失调、脾肾两虚是消渴发病的主要机制。消渴病虽有肺、脾、肾三脏的不同，但常常互相影响，如肺燥津伤，津液失于敷布，则脾胃不得濡养，肾精不得滋助，终至肺燥胃热、脾虚肾亏，治当从肺肾论治。本方中女贞子、墨旱莲、五味子滋阴补肾，麦冬养阴润肺，桑叶清肺润燥，生地黄、天花粉养阴生津，淡竹叶、石膏、知母清胃降火，密蒙花、青葙子、夜明砂清热泻火、养肝明目。综观全方，养阴润肺、滋阴补肾、清胃降火，使诸症并除。

病案12

田某，女，33岁，2023年2月23日初诊。

患者既往糖尿病病史，现备孕，现口服二甲双胍，每日2次，空腹血糖5～6mmol/L，餐后血糖8～10mmol/L；患者经常感冒，口干，口苦，月经量可，纳可，夜寐安，二便调。舌质暗淡有齿痕，舌苔薄白，脉细。

中医诊断：消渴病（胃火炽盛，肝肾阴虚）。

西医诊断：2型糖尿病。

治则：清胃降火，滋阴补肾。

处方：淡竹叶 9g，知母 10g，石膏 30g，生地黄 10g，麦冬 6g，五味子 10g，墨旱莲 6g，天花粉 6g，女贞子 10g，金樱子 9g，枸杞子 6g，鹿角霜 9g。

用法：共 7 剂，水煎 400ml，日 1 剂，早晚饭后温服各 200ml。

服药 7 剂后诸症明显改善。

按语：《外台秘要》载“消渴者，原其发动，此则肾虚所致”。《医学心悟》有“三消之证，皆燥热结聚也”的论述，故多分别采用滋肾、润肺、清胃等法辨证施治。本病虽有上、中、下三消之分，但三者之间并非截然无关，阴虚阳盛乃是本病病机的症结所在，正如《圣济总录》所云“原其本则一，推其标有三”。对于本病之病机，许师多认为是肾阴虚损，肺胃燥热。本案中患者属胃火炽盛，肝肾阴虚。方中淡竹叶、知母、石膏清胃降火，麦冬养阴润肺，生地黄、天花粉养阴生津，女贞子、墨旱莲、五味子、枸杞子滋阴补肾，鹿角霜温肾助阳。综观全方，滋阴补肾、清胃降火，使诸症并除。

病案 13

沙某，女，71 岁，2020 年 9 月 30 日初诊。

患者自诉口干，口微苦，胃脘不适，胸闷，气短，偶有腹胀，呃逆，排气多，咳嗽，偶有眩晕，咳痰，腹痛，纳少，寐欠佳，小便少，大便干。舌质暗红，苔薄白，脉沉细。

中医诊断：消渴病（胃气不和，痰湿壅肺）。

西医诊断：2 型糖尿病。

治则：益气健脾，宣肺祛痰。

处方：旋覆花 10g，赭石 10g，陈皮 6g，木香 6g，大腹皮 6g，槟榔 6g，厚朴 6g，枳壳 6g，莱菔子 30g，白头翁 10g，瓜蒌 10g，丹参 10g，柏子仁 10g，水牛角 10g，珍珠母 30g，地龙 9g。

用法：共 7 剂，水煎 400ml，日 1 剂，早晚饭后温服各 200ml。

二诊：2020 年 10 月 9 日。患者无口干，口苦，胃脘不适、胸闷、气短好转，干咳，无痰，双下肢无力，纳少，寐欠佳，小便少，大便干。舌质暗红，苔薄白，脉沉细。故前方去白头翁、枳壳，加大黄 6g、茯苓皮 10g。

三诊：2020 年 10 月 16 日。无胃脘不适、气短、胸闷、干咳，双下肢好转，纳少，寐欠佳，小便少，大便干。舌质暗红，苔薄白，脉沉细。故继续口服前方，无改动。

按语：消渴之名首见于《素问·奇病论》。《黄帝内经》认为五脏虚弱，过食肥甘，情志失调是引起消渴的原因，而内热是其主要病机。许师认为，消渴病是由于先天禀赋不足，复因情志失调、饮食不节等原因所导致的以阴虚燥热为基本病机，以多尿、多饮、多食、乏力、消瘦，或尿有甜味为典型临床表现的一种疾病。本病的基本病机是阴虚为本，燥热为标，故益气健脾，宣肺祛痰为本病的治疗大法。《医学心悟》说，"治上消者，宜润其肺，兼清其胃"，"治中消者，宜清其胃，兼滋其肾"，"治下消者，宜滋其肾，兼补其肺"，可谓深得治疗消渴之要旨。由于本病常发生血脉瘀滞及阴损及阳的病变，以及易并发痈疽、眼疾、劳嗽等症，故还应针对具体病情，及时合理地选用活血化瘀、清热解毒、健脾益气、滋补肾阴、温补肾阳等治法。一诊方中旋覆花味苦、辛、咸，性温，下气化痰，降逆止噫，为君药；赭石甘寒质重，降逆下气；陈皮性温，味苦、辛，归肺、脾经，健脾，燥湿化痰；枳壳、厚朴理气宽中，行滞消胀，用于食积不化，痰饮内停，解腻留香、降逆止呕；莱菔子味辛、甘，性平，归肺、脾、胃经，消食除胀，降气化痰；瓜蒌性寒，味甘、微苦，归肺、胃、大肠经，清热涤痰，宽胸散结，润燥滑肠，用于肺热咳嗽，痰浊黄稠，胸痹心痛，脘腹胀痛、大便秘结；木香味辛、苦，性温，归脾、胃、大肠、三焦、胆经，行气止痛，健脾消食，用于胸脘胀痛，食积不消；槟榔味苦、辛，性温，归胃、大肠经，清热解毒，凉血止痢，明目，大腹皮、槟榔配伍下气宽中，消胀通便；丹参具有活血祛瘀、通经止痛、清心除烦、凉血消痈之功效，用于胸痹心痛，脘腹胁痛；水牛角味苦，性寒，归心、肝经，清热凉血，解毒，定惊；珍珠母平肝，潜阳，定惊，止血；地龙清热定惊，通络平喘、利尿；柏子仁养心安神，敛汗，润肠通便。综合全方，降逆和胃，益气健脾，宣肺祛痰。二诊患者无口干，口苦，胃脘不适、胸闷、气短好转，故前方去白头翁、枳壳，加大黄 6g、茯苓皮 10g，以利尿祛湿，通便。三诊患者诸症状好转。故守原方继续服药。嘱患者避免寒湿、湿热侵袭，规律清淡饮食，禁忌辛辣，禁浓茶，咖啡或煎炸、油腻食物等。

病案 14

王某，男，44 岁，2021 年 6 月 16 日初诊。

患者 1 年前无明显诱因出现口干、口苦，医院诊断为“2 型糖尿病”，口服盐酸二甲双胍控制血糖。现症见：1 周前口干、多饮、多食情况加重，易汗出，偶有咳嗽，无咳痰，无多溲，下肢无水肿，空腹血糖 6.9mmol/L，糖化血红蛋白 5.7%，二便调，寐欠佳。舌质红，苔薄白，脉弦滑。

中医诊断：消渴病（胃火炽盛，肺肾两虚）。

西医诊断：2 型糖尿病。

治则：清胃泻火，补肺养阴。

处方：生石膏 30g，竹叶 10g，知母 10g，麦冬 10g，五味子 10g，地黄 10g，女贞子 30g，墨旱莲 30g，天花粉 9g，首乌藤 10g，磁石（煅）30g，灯心草 6g，百合 10g。

用法：共 7 剂，水煎 400ml，日 1 剂，早晚饭后温服各 200ml。

二诊：2021 年 6 月 23 日。无咳嗽、咳痰，口干、多饮、多食较前好转，易汗出好转，无多溲，下肢无水肿，二便调，寐欠佳。舌质红，苔薄白，脉弦滑。故前方去百合，无加。

三诊：2021 年 6 月 30 日。无汗出，口干、多饮、多食好转，二便调，寐尚可。舌质红，苔薄白，脉弦滑。故继续口服前方，无改动。

按语：许师认为，肌肉瘦减，善饥渴饮，此久久烦劳，壮盛不觉，体衰病发，皆内因之症。自心营肺卫之伤，渐损及中下，按脉，偏于左搏，营络虚热。故苦寒莫制其热，甘补无济其虚，是中上消之病。中消是消渴病根据病位、病机及症状不同之称谓，消中属胃热而名中消。中消又称脾消或脾瘅。本病病机主要在于阴津亏损，燥热偏盛，而以阴虚为本，燥热为标，两者互为因果，阴愈虚则燥热愈盛，燥热愈盛则阴愈虚。消渴病变的脏腑主要在肺、胃、肾，尤以肾为关键。三脏之中，虽可有所偏重，但往往又互相影响。本病病因如下：①禀赋不足。②饮食失节：长期过食肥甘，醇酒厚味，辛辣香燥，损伤脾胃，致脾胃运化失职，积热内蕴，化燥伤津，消谷耗液，发为中消。③情志失调：长期过度的精神刺激，如郁怒伤肝，肝气郁结，或劳心竭虑，营谋强思等，以致郁久化火，火热内燔，消灼肺胃阴津而发为中消。④劳欲过度：房事不节，劳欲过度，肾精亏损，虚火内生，则火因水竭益烈，水因火烈而益干，终致肾虚肺燥胃热俱现，发为中消。中消，属于消渴病的一种。中消者为病在脾，其症善渴善饥，能食而瘦，溺赤便闭。临床表现：①口甘、口黏；②屡发疮疖；③肥胖。治则以清胃泻火，补肺养阴为主。

本案方中生石膏辛、甘，大寒，入肺、胃经，功效为清热泻火，清泻肺热，除烦止渴；知母味苦，性寒，归肺、胃、肾经，功效清热泻火，滋阴润燥。二者均清肺胃之热，为君药。竹叶味甘、淡，性寒，入心、肺、小肠经，主要作用为清热除烦、生津利尿，治疗热病烦渴，为臣药。天花粉味甘、微苦，性微寒，主入肺、胃经，具有清热泻火、生津止渴、消肿排脓的功效；麦冬味甘、微苦，性微寒，归胃、肺、心经，有养阴润肺、益胃生津、清心除烦的功效；五味子性温，味酸、甘，归肺、心、肾经，敛肺，滋肾，生津，收汗；地黄清热凉血，养阴生津；女贞子滋阴补肝，清热明目；墨旱莲滋补肝肾，凉血止血；首乌藤养血安神，祛风通络；磁石镇惊，安定神志；灯心草清心降火，利尿通淋；百合润肺止咳，宁心安神。全方共奏清胃泻火、补肺肾之阴之效。二诊无咳嗽、咳痰，口干、多饮、多食较前好转，易汗出好转，故前方去百合，无加。三诊患者诸症状好转，故守原方继续服药。嘱患者规律清淡饮食，禁辛辣，禁甜腻、煎炸、油腻食物，禁忌酒等，宜食带茎、带叶、含膳食纤维多的青菜，适量运动，若有不适，门诊随访。

病案 15

陈某，男，60 岁，2021 年 11 月 9 日初诊。

患者 1 年前无明显诱因出现多饮多食多瘦，不予重视。1 周前开始出现多饮、多尿症状明显加重，肢体沉重，乏力，偶感腹胀，不思饮食，寐差，大便如常。舌质红，苔黄腻，脉弦滑。空腹血糖 8.3mmol/L，实验室检查尿糖（++）。

中医诊断：消渴病（脾失健运，痰湿内停）。

西医诊断：2 型糖尿病。

治则：燥湿降浊，健脾利湿。

处方：苍术 10g，厚朴 9g，陈皮 10g，薏苡仁 10g，大腹皮 10g，槟榔 10g，莱菔子 30g，木香 10g，竹叶 9g，知母 10g，茯苓 9g，首乌藤 10g，酸枣仁 10g，磁石 30g，柏子仁 10g。

用法：共 7 剂，水煎 400ml，日 1 剂，早晚饭后温服各 200ml。

二诊：2021 年 11 月 16 日。多饮、多尿症状好转，仍有肢体沉重，乏力，腹胀、不思饮食较前好转，寐欠佳，大便如常。舌质红，苔黄腻，脉弦滑。故调整方药，前方去槟榔、首乌藤、柏子仁。加山药 10g、远志 10g、合欢花 10g。

三诊：2021 年 11 月 23 日。无明显多饮、多尿等症状，偶感有肢体沉重，乏力，无腹胀、不思饮食，寐尚可，大便可。舌质红，苔白腻，脉弦滑。

按语：许师认为，糖尿病中医学属“消渴”范畴，一般认为与肺胃燥热、肾虚有关。有主燥热，有主阴虚，有主阴虚为本燥热为标者。有上、中、下三消之说，上、中、下三消当分治，以“滋阴清热”为基本治则，以肺、胃、肾病变为辨证的核心。正如《医学心悟》指出的“治上消者，宜润其肺，兼清其胃……治中消者，宜清其胃，兼滋其肾……治下消者，宜滋其肾，兼补其肺”深得治消渴之大旨矣。《黄帝内经》认为五脏虚弱、过食肥甘、情志失调是引起该病的原因。纵观临床因禀赋不足者少，饮食失节者众。脾失健运，痰湿内停，不能输布水谷精微下注而成糖尿病。即求其根本应以痰湿为先。

本案治疗之法，追其本，求其源，早治应燥湿降浊，法应以“燥湿降浊，健脾利湿”为先。方用平胃散加减。方中以苍术为君药，以其辛香苦温，入中焦能燥湿健脾，使湿去则脾运有权，脾健则湿邪得化。湿邪阻碍气机，且气行则湿化，故方中臣以厚朴，本品芳化苦燥，长于行气除满，且可化湿。研究表明，厚朴主要含有酚性化合物、生物碱及挥发油等多种化学成分。厚朴酚等酚性化合物是其最主要的活性物质，其对消化、神经、心血管与呼吸系统等均具有明显的药理活性，对糖脂代谢也有较为明显的作用。与苍术相伍，行气以除湿，燥湿以运脾，使滞气得行，湿浊得去。现代药理研究表明，苍术对消化系统有多种作用，还能保肝、降血糖、抗菌、抗病毒等。陈皮为佐，理气和胃，燥湿醒脾，以助苍术、厚朴之力。薏苡仁、茯苓能益气健脾，利水湿。首乌藤、柏子仁能养心安神。磁石宁心安神，平肝潜阳，聪耳明目，本品主含四氧化三铁，有镇静作用，对缺铁性贫血有补血效果，为安神中药。酸枣仁性平味甘、酸，具有补肝、宁心、敛汗、生津之功。其主要有效成分为酸枣仁皂苷、酸枣仁黄酮、酸枣仁油等。有关实验结果表明，酸枣仁具有镇静催眠、抗惊厥、抗心律失常、抗心肌缺血、降压、降血脂及增强免疫等药理作用。莱菔子、大腹皮消胀除满能利水。槟榔味苦、辛，性温，归胃、大肠经，功效为杀虫、消积、行气、利水。木香味辛、苦，性温，功效为行气止痛、健脾消食。竹叶、知母清热解毒，生津止渴。综合全方，燥湿与利湿并用，而以燥湿为主。燥湿以健脾，行气以祛湿，使湿去脾健，气机调畅，脾胃自和。二诊时因患者腹胀、不思饮食，但仍有寐欠佳、乏力等症状，故加山药、远志以益气安神，祛湿健脾；合欢花以养心凝神，调理脾胃，安神催眠。三诊时诸症状明显好转，故守原方继续服药。嘱患者规律饮食，禁忌辛辣、生冷、煎炸、油腻食物，禁忌烟酒、浓茶等。

病案 16

关某，女，36 岁，2023 年 4 月 4 日初诊。

患者自诉胃脘胀满不适，口苦，口干，大便干，2～3 日一次，无口腔溃疡，无发热，无心烦懊侬，寐欠安。舌质红，苔薄微黄，脉沉细。空腹血糖 7.0mmol/L。

中医诊断：消渴病（腑气不通，胆失疏泄）。

西医诊断：2 型糖尿病。

治则：通腑泄浊，疏肝利胆。

处方：茵陈 10g，栀子 10g，大黄 6g，莱菔子 30g，黄连 6g，陈皮 10g，木香 10g，金银花 30g，大腹皮 10g，厚朴 9g，枳实 12g，麻子仁 30g，番泻叶 3g。

用法：共 7 剂，水煎 400ml，日 1 剂，早晚饭后温服各 200ml。

二诊：2023 年 4 月 11 日。近期空腹血糖 6～8mmol/L。口干微苦，大便稍干，1～2 日一行，较前好转。舌质暗，苔白腻，脉沉细。前方不变，继服 7 剂。

三诊：2023 年 4 月 17 日。大便不干，寐安，近期空腹血糖 5～6mmol/L，口不干，微苦，胃脘部微反酸，眼干。故调整处方，在前方的基础上加黄连 6g、金钱草 10g、鸡内金 9g。继服 7 剂。

按语：许师认为，患者由于邪热入里，与脾湿相结合，湿热壅滞于中焦，故可见胃脘部胀满，口苦，口干，大便干，脉沉细。选用小承气汤＋茵陈蒿汤加减，治以通腑泄浊，疏肝利胆为主。方中茵陈为君药，苦泄下降，善于清湿热。《雷公炮制药性解》称茵陈能“行滞气，能发汗，去风湿……”臣药栀子、黄连清热降火，清泄三焦之火热，助茵陈引湿热从小便而走。《神农本草经》中谓栀子属于中品，“味苦，寒。主五内邪气，胃中热气，面赤，酒疱皶鼻，白癞，赤癞，疮疡”。栀子可下泄浊气，燥湿祛水，固护阴分，性寒清热，畅通三焦，引郁热自小便而去，湿热不留，正气自复。方中佐以大黄、番泻叶、麻子仁以泻热，通利大便，使湿热从大便而去。现代药理学亦指出大黄可明显促进肠蠕动，以及有较强的通便功能。湿热不去，腑气不通，故方中莱菔子、大腹皮、厚朴、枳实行气散结，下肠胃积滞；现代药理学指出，厚朴、枳实可增强胃肠肌兴奋度，强化胃肠有节律地收缩，还可抑制、灭活肠道细菌，具有显著的抗感染效果。木香、陈皮理气健脾，脾健湿自除。金银花清热解毒，现代药理学指出，金银花中富含多种功能性成分，在抗炎解热、抗菌、抗病毒、抗氧化、免疫调节、降血脂、降血糖及保肝利胆等方面可发挥良好功效。二诊患者症状较前好转，结合患者望、闻、问、切四诊情况，故续用前方。三诊患者诸症好转，稍有胃脘部微反酸，眼干，考虑患者热象仍然存在，故在前方基础上加金钱草、鸡内金以清除热邪。全方攻下祛邪，具有通腑气、畅气机、通脉络、扶正气的功效。

第二节 消渴肾病

病案

王某,男,73岁,2019年10月8日初诊。

患者慢性肾炎、2型糖尿病病史5年,症见:口干,头晕、头痛,双下肢水肿,夜寐差,小便不利,泡沫尿,大便调,每日一行。舌质干红,舌苔少,脉虚弱。

中医诊断:消渴肾病(脾肾两虚)。

西医诊断:2型糖尿病肾病。

治则:补益脾肾,利水消肿。

处方:茯苓皮10g,猪苓10g,白术10g,蝉蜕10g,车前子10g,葶苈子10g,薏苡仁30g,冬瓜皮30g,益母草30g,桑白皮30g,大黄6g,槟榔10g,附子6g。

用法:共7剂,水煎400ml,日1剂,早晚饭后温服各200ml。

二诊:2019年10月15日。双下肢水肿较前改善,去大黄,加大腹皮30g、木香6g。

三诊:2019年10月22日。双下肢水肿基本消失,小便调,但夜寐差,故去大腹皮、槟榔、冬瓜皮、葶苈子、益母草,加煅牡蛎30g、首乌藤10g、磁石30g、酸枣仁30g、珍珠母30g。

四诊:2019年10月30日。夜寐差,但较前改善,故守方。

按语:《金匮要略·消渴小便利淋病脉证并治》曰"脉浮,小便不利,微热,消渴者,宜利小便,发汗,五苓散主之"。五苓散是经典的治疗水液代谢失常的方剂,具有利水渗湿、温阳化气之效。许师认为其病变部位是在中焦,病机是脾胃运化失职,胃中水饮停聚,进而影响三焦的通利,导致津液不能正常代谢。《素问·至真要大论》指出:"诸湿肿满,皆属于脾。"故在利水消肿的同时佐以健脾。方中白术甘、苦,温,归脾、胃经,具有益气健脾、燥湿利水之效,为君药。猪苓,《本草汇言》载其“渗湿气。利水道,分解阴阳之药也”,“甘淡又能渗利走散,升而能降,降而能升,故善开腠理,分理表阳里阴之气而利小便”。本品甘淡走散渗泄,升而开腠理,降而通利水道,使水湿之邪从小便而去,且协同茯苓皮,共为臣药,相得益彰,加强利水渗湿之力。《素问·经脉别论》云:“饮入于胃,游溢精气,上输于脾,脾气散精,上归于肺,通调水道,下输膀胱,水精四布,五经并行。”揭示了膀胱乃是水湿的汇集之处及出路之一。“治湿不利小便非其治也”,成为许师用淡渗利湿法治疗脾虚湿盛型糖尿病的准则。薏苡仁,甘淡微寒,健脾益气,渗湿利水,用于小便不利、水肿;冬瓜皮,味甘,微寒,药食两用,具有清热利水的功效;车前子,甘寒滑利,性专降泄,有通利小便、渗湿泻热之功效,利而不伤正;三药相伍,甘淡渗湿,通利膀胱,顾及气阴,使湿浊得以泄化。葶苈子、桑白皮利水消肿,蝉蜕散风除热,益母草利尿消肿,大黄逐瘀通经,槟榔行水降气,附子补火助阳。

第三节　消渴痹病

病案 1

许某,男,80 岁,2018 年 6 月 20 日初诊。

患者消渴病病史 20 年,伴糖尿病足并感染 2 周。症见:口干、多饮,乏力,双下肢麻木、冰凉、针刺样疼痛。舌质暗淡,舌苔白腻,脉沉滑。

中医诊断;消渴痹病(气血不足,瘀血阻络)。

西医诊断:2 型糖尿病周围神经病变。

治则:益气活血,通络止痛。

处方:黄芪 10g,当归 10g,川芎 9g,赤芍 10g,红花 6g,桃仁 6g,皂角刺 10g,天花粉 9g,败酱草 30g,蒲公英 30g,薏苡仁 30g,土茯苓 10g,木瓜 10g,牛膝 10g,鸡血藤 10g,王不留行 10g。

用法:共 7 剂,水煎 400ml,日 1 剂,早晚饭后温服各 200ml。

二诊:2018年6月27日。患者口干、多饮症状明显改善,双下肢仍麻木、冰凉,故去天花粉,加桂枝6g,白芍10g,海风藤10g,络石藤10g。

三诊:患者双下肢麻木较前明显改善,故守方。

按语:《灵枢·痈疽》记载"发于足指,名曰脱痈。其状赤黑,死不治;不赤黑,不死。治之不衰,急斩之,不则死矣"。后世医家多根据糖尿病足的临床表现,如肢体末端疼痛、感染、溃疡、坏疽等,将之归为中医学的"消渴""脱疽"范畴。《医门法律》对痹病日久,主张治疗应"先养血气"。本方为补阳还五汤加减,出自《医林改错》。方中黄芪为君,补益脾胃之气。当归为臣,活血化瘀而不伤血,使气血生化有源。赤芍、当归、川芎、红花、桃仁均具有活血化瘀通络之效。佐以皂角刺消肿溃坚,促其外溃,天花粉生津止渴、排脓消肿,牛膝强筋骨、逐瘀通经,引药下行,败酱草、蒲公英清热解毒,薏苡仁健脾祛湿,土茯苓解毒、除湿、通利关节,木瓜舒筋化湿,鸡血藤、王不留行活血通经。二诊加以桂枝温经通脉、助阳化气、散寒止痛;白芍养血柔肝,缓中止痛;海风藤、络石藤通经活络。三诊患者双下肢麻木较前明显改善,故守方治疗。

病案2

毛某,女,52岁,2020年4月21日初诊。

患者中风(中经络)、消渴病病史2年余。症见:口干,左侧肢体麻木,潮热盗汗,耳鸣,四肢末端麻木,夜寐差,大便调,每日一行。舌质淡红,舌苔薄白,脉细弦。

中医诊断:消渴痹病(肝血不足,肝肾阴虚)。

西医诊断:2型糖尿病周围神经病变。

治则:补益肝肾,养血敛阴。

处方:当归10g,川芎10g,赤芍10g,红花6g,地龙6g,全蝎6g,蜈蚣6g,僵蚕6g,桑椹子30g,女贞子10g,白附子6g,墨旱莲10g,蝉蜕10g。

用法:共7剂,水煎400ml,日1剂,早晚饭后温服各200ml。

二诊:2020年4月28日。患者四肢末端麻木较前改善,但潮热盗汗,夜寐差，故去全蝎、蜈蚣、僵蚕、白附子，加麻黄根 30g、浮小麦 30g、地骨皮 10g、青蒿 10g、牡蛎 30g、酸枣仁 30g。

三诊：2020 年 5 月 6 日。患者上述症状均减轻，故守方。

按语：《金匮要略·中风历节病脉证并治》云“邪在于络，肌肤不仁；邪在于经，即重不胜；邪入于腑，即不识人；邪入于脏，舌即难言，口吐涎”。方中当归长于活血，且有化瘀而不伤血之妙；川芎、赤芍、红花助当归活血祛瘀；地龙通经活络；全蝎、蜈蚣均入肝经，味辛能行，虫类走窜，有毒力猛，相须为用以平息肝风止痉，通利经络；僵蚕、白附子祛风化痰通络；桑椹子滋阴养血；女贞子、墨旱莲滋补肝肾；蝉蜕息风止痉。

病案 3

吴某，女，66 岁，2020 年 9 月 24 日初诊。

患者消渴病痹病 4 年。症见：口干、口苦，视物模糊，腰膝酸软，双下肢夜间自觉时冷时热、针刺样疼痛，四肢末端麻木，双下肢轻度水肿，夜寐差，纳可，小便调，大便干，每日一行。舌质暗淡，舌苔白厚腻，脉弦滑。

中医诊断：消渴痹病（肝肾阴虚，湿瘀阻络）。

西医诊断：2 型糖尿病周围神经病变。

治则：补益肝肾，祛湿通络。

处方：女贞子 10g，墨旱莲 9g，桑叶 10g，菊花 9g，夜明砂 6g，千里光 10g，龙胆 9g，大黄 6g，莱菔子 30g，牛膝 10g，鸡血藤 10g，伸筋草 9g，白花蛇舌草 6g。

用法：共 7 剂，水煎 400ml，日 1 剂，早晚饭后温服各 200ml。

二诊：2020 年 9 月 30 日。视物模糊改善，仍有双下肢麻木、水肿，故去夜明砂、千里光、桑叶、菊花；加海风藤 10g、络石藤 10g、木瓜 10g、透骨草 10g。

三诊：2020 年 10 月 9 日。双下肢水肿消失，以上诸症均改善。继服。

按语：《证治准绳·消瘅》曰“渴而便数有膏为下消（经谓肾消）”。本方主治肝肾阴虚、湿瘀阻络所致消渴病痹病。方中女贞子滋补肝肾，明目；墨旱莲滋补肝肾；桑叶、菊花，两者伍用，见于《温病条辨》之“桑菊饮”，许师取义其为清肝明目之功效;夜明砂、千里光亦具有清肝明目之功效;龙胆清热燥湿,泻肝胆火;大黄泻热通肠,逐瘀通经;莱菔子行气;牛膝补肝肾,强筋骨;鸡血藤补血,活血,通络;伸筋草舒筋活络;白花蛇舌草利尿消肿活血止痛。二诊加海风藤、络石藤祛风通络,活血止痛,木瓜和胃化湿,舒筋活络,透骨草祛风除湿,解毒止痛。

第四节 消渴合并蛇串疮

病案

吕某,女,71岁,2020年10月9日初诊。

患者糖尿病史10年,因血糖升高于我科住院降糖治疗,今晨查体时发现右侧大腿内侧可见簇状红色疱疹,无明显疼痛,二便调,夜寐安。

中医诊断:消渴合并蛇串疮(脾虚湿盛,湿毒蕴肤)。

西医诊断:2型糖尿病合并带状疱疹。

治则:健脾化湿,清热解毒。

处方:广藿香10g,生薏苡仁30g,冬瓜皮30g,白鲜皮10g,蛇床子10g,地肤子10g,牛膝10g,地龙6g,红花6g,蒲公英30g,土茯苓10g,佩兰10g,败酱草30g。

用法:共7剂,水煎400ml,日1剂,早晚饭后温服各200ml。

7剂后患者基本痊愈。

按语:带状疱疹中医学称为“蛇串疮”,《外科启玄·卷七》中又叫“蜘蛛疮”,并说“此疮生于皮肤间,与水窠相似,淡红且痛,五七个成攒,亦能荫开”。许师认为,患者素体脾虚湿盛,带状疱疹为外感时行邪毒,邪毒蕴肤,时邪与内湿相搏,外透于肌表,则发为带状疱疹。方中佩兰、藿香、生薏苡仁、冬瓜皮等健脾化湿,白鲜皮、蛇床子、地肤子、败酱草、蒲公英等清热疏风解毒,土茯苓祛风除湿,牛膝、地龙、红花等活血通络。

第二章 瘿类病

第一节 瘿瘤

病案 1

王某,女,29 岁,2019 年 1 月 12 日初诊。

发现甲状腺结节 2 个月余。自诉甲状腺结节伴咽部异物感,颈部僵硬疼痛,夜寐易醒,二便调。舌质略红,舌苔薄白,脉弦。检查结果:甲状腺超声示甲状腺左右叶内均可见多个中低回声结节,右侧较大者约 0.9cm × 0.5cm,左侧较大者约 1.0cm × 0.7cm,甲状腺轻度弥漫性病变,甲状腺双侧叶实性结节,甲状腺结节 TI-RADS 3 类。甲状腺功能示:促甲状腺激素(TSH)5.54mU/L ↑;3,5,3'- 三碘甲状腺原氨酸(T_3)、甲状腺素(T_4)、游离 3,5,3'- 三碘甲状腺原氨酸(FT_3)、游离甲状腺素(FT_4)、球蛋白抗体、氧化物抗体均正常。否认既往内科相关疾病。

中医诊断:瘿瘤(肝气瘀滞)。

西医诊断:甲状腺结节。

治则:疏肝解郁,活血通络。

处方:柴胡 10g,枳壳 10g,白芍(炒)10g,赤芍 10g,炙甘草 6g,猫爪草 10g,夏枯草 10g,牡蛎(先煎)30g,玄参 9g,连翘 10g,茯苓 10g,土贝母 10g,绿萼梅 10g。

用法:共 7 剂,水煎 400ml,日 1 剂,早晚饭后温服各 200ml。

二诊：2019年1月19日。服药7剂，诸症明显改善，但患者诉晨起口干、口苦，咽喉部有异物感，故加法半夏10g、厚朴10g、紫苏叶10g。

三诊：2019年1月26日。继服上方7剂后，患者自觉口干、口苦等不适明显改善。上方治疗4个月后，复查甲状腺超声示甲状腺左右叶内均可见多个中低回声结节，右侧较大者约0.55cm×0.44cm，左侧较大者约0.96cm×0.76cm。甲状腺功能检查未见明显异常。

按语：本案患者属于瘿瘤范畴，从经络走向看，甲状腺位于肝经所过之处，因此治疗宜以疏肝行气为先，肝郁气滞导致津凝成痰或痰凝血瘀，故出现咽部异物感。治疗以四逆散为基础方调和阴阳。方中柴胡入肝经，升发阳气，疏肝解郁，透邪外出，为君药；赤芍、白芍敛阴养血柔肝，为臣药；佐以枳壳理气解郁，泻热破结；使以炙甘草，调和诸药，益气和中；连翘疏风清热，消肿散结；茯苓健脾化痰；绿萼梅疏肝理气；牡蛎、玄参、土贝母、夏枯草、猫爪草合用化痰软坚散结。二诊时患者自觉晨起口干、口苦，咽喉部有异物感，考虑患者情志不遂，肝气郁结，肺胃失于宣降，津液不布，聚而为痰，痰气相搏，结于咽喉，气不行则郁不解，痰不化则结难散，故予行气散结、化痰降逆之法，加法半夏辛温入肺胃，化痰散结，降逆和胃，厚朴苦辛性温，下气除满，助法半夏散结降逆，紫苏芳香行气，助厚朴行气宽胸、宣通郁结之气。

病案2

史某，女，56岁，2019年3月20日初诊。

发现甲状腺结节6个月余。自诉甲状腺结节伴颈前区疼痛，心烦，失眠，二便调。查其舌质暗红，舌边瘀点，舌苔薄白，脉弦涩。相关检查：甲状腺超声示甲状腺左右叶内均可见多个中低回声结节，右侧较大者约1.9cm×1.2cm，左侧较大者约1.5cm×0.7cm，淋巴结节0.5cm×0.5cm，甲状腺弥漫性病变，甲状腺多发结节，乳腺结节BI-RADS 3类。甲状腺球蛋白抗体（TgAb）415.4U/L↑，T_3、T_4、TSH、过氧化物酶抗体均正常。既往体健。

中医诊断：瘿瘤（气滞血瘀）。

西医诊断:甲状腺结节。

治则:活血通络。

处方:桂枝 10g,茯苓 10g,桃仁 10g,牡丹皮 10g,赤芍 10g,猫爪草 10g,夏枯草 10g,浙贝母 10g,山慈菇 10g,三棱 10g,莪术 10g,炙甘草 6g。

用法:共 7 剂,水煎 400ml,日 1 剂,早晚饭后温服各 200ml。

二诊:2019 年 3 月 27 日。服药 7 剂后,诸症明显改善,但患者仍诉心烦、失眠不适,加浮小麦 30g、牡蛎 30g。

三诊:2019 年 4 月 3 日。继服上方 7 剂后患者诸症有所改善。继服 4 个月后临床症状基本消失,彩超显示甲状腺结节较治疗前缩小。

按语:本案患者因情志内伤,使机体气机不畅而形成气滞。气机郁滞,不能输布津液,凝聚成痰,痰气郁结,壅于颈前而发病;气滞日久,使血行受阻而发血瘀,故选用桂枝茯苓丸加减,意在活血化瘀、消瘿散结的同时加强疏肝理气、除湿化痰之功。方中桂枝通血脉而消瘀血,助气化而行津液,为君药;茯苓渗湿,桃仁、赤芍活血化瘀;牡丹皮凉血消瘀;猫爪草、夏枯草软坚散结;三棱、莪术破血逐瘀,加强软坚散结之功;浙贝母化痰散结;山慈菇加强化痰行瘀散结之力度;炙甘草调和诸药。诸药合用,共奏活血化瘀、消瘿散结、除湿化痰之功。二诊患者诉仍心烦、失眠不适。浮小麦,《本草汇言》载"卓氏登山曰:此药系小麦之皮,枯浮无肉,体轻性燥,善除一切风湿在脾胃中。如湿胜多汗,以一、二合炒燥煎汤饮,立止。倘属阴阳两虚,以致自汗盗汗,非其宜也"。故加之;同时考虑患者甲状腺结节,故加牡蛎,《本草纲目》云其"化痰软坚,清热除湿,止心脾气痛,痢下,赤白浊,消疝瘕积块,瘿疾结核"。

病案 3

杨某,男,49 岁,2019 年 4 月 16 日初诊。

患者诉颈前不适半年。现病史:患者半年前与人争吵后出现颈前不适,时有吞咽异物感,喉中常有黏痰,不易咯出,完善甲状腺彩超提示 TI-RADS 3 类,最大者 1.2cm × 1.5cm,纳可,腹胀、大便干,小便调,寐安。舌质红苔黄腻，脉滑。

中医诊断：瘿瘤（痰气郁结）。

西医诊断：甲状腺结节。

治则：疏肝理气，化痰散结。

处方：金银花 15g，木蝴蝶 6g，浙贝母 10g，柴胡 10g，赤芍 10g，瓜蒌 10g，黄药子 10g，夏枯草 10g，牡蛎 30g，薏苡仁 30g，莱菔子 30g，大黄 7g，藿香 12g，苍术 12g，土茯苓 12g，石菖蒲 10g。

用法：共 7 剂，水煎 400ml，日 1 剂，早晚饭后温服各 200ml。

二诊：2019 年 4 月 24 日。患者颈前不适好转，无吞咽异物感，喉中仍有黏痰，不易咯出，腹胀、大便干略减轻，舌质红苔黄腻，脉滑。调整处方：去木蝴蝶、苍术、石菖蒲，加山豆根 10g、佩兰 12g、厚朴 9g。继服 7 剂。

三诊：2019 年 4 月 30 日。诸症好转，喉中黏痰明显减轻。舌质红苔白，脉滑。

按语：患者情绪激动后出现不适症状，气本无形，忧则气滞，聚则似有形而实无形，气机阻滞，则三焦不利，故咽阻、腹胀、大便干。肝气郁结、气滞痰凝，则喉中黏痰，不易咯出。治疗当以柴胡疏肝，莱菔子降气，浙贝母、夏枯草、牡蛎等散结，大黄泻热，苍术、藿香等化湿，木蝴蝶利咽，厚朴除痞散结。二诊加山豆根清热解毒，消肿止痛，佩兰、厚朴行气化湿。经治疗，症状好转，见效快。

病案 4

崔某，女，53 岁，2019 年 7 月 16 日初诊。

患者诉右侧甲状腺癌术切除后 1 年。症见：周身乏力明显，双下肢凹陷性水肿，左侧甲状腺Ⅰ度肿大，夜寐差，小便调，大便干，2～3 日一行。舌质红，舌苔少，脉弦。

中医诊断：瘿瘤（肝郁气滞，痰瘀互结）。

西医诊断：甲状腺癌切除术后。

治则:疏肝解郁,化痰散结。

处方:柴胡 10g,枳实 10g,白芍 10g,炙甘草 6g,青皮 10g,郁金 10g,瓜蒌 10g,夏枯草 9g,牡蛎(煅)30g,首乌藤 10g,磁石 30g,桑白皮 30g,酸枣仁 30g,龙齿 30g,珍珠母 30g。

用法:共 7 剂,水煎 400ml,日 1 剂,早晚饭后温服各 200ml。

二诊:2019 年 7 月 23 日。周身乏力、夜寐差较前改善,但仍水肿,故去珍珠母、磁石、煅牡蛎、首乌藤,加冬瓜皮 30g、薏苡仁 30g、车前子 10g,葶苈子 10g。

三诊:2019 年 7 月 30 日。患者乏力较前明显缓解,夜寐可,故继续前方口服。

按语:《诸病源候论·瘿候》指出“诸山水黑土中,出泉流者,不可久居,常食令人作瘿病,动气增患”。本方乃四逆散加减而成,主治因肝郁气滞、痰瘀互结所致瘿瘤。《伤寒论》云:“少阴病四逆,其人或咳,或悸,或小便不利,或腹中痛,或泄利下重者,四逆散主之。”本方中柴胡疏肝解郁,通透郁热,为君药;辅以白芍和营止痛,养血柔肝,为臣药,柴胡得白芍,一散一收,则无升散太过耗劫肝阴之弊;枳实、青皮、郁金为佐,宽中下气,行气解郁;炙甘草调和诸药,为使药。且柴胡与枳实并用,一升一降,加强疏肝理气之功;白芍与甘草并用,善调和肝脾,缓急止痛合而成方。瓜蒌、夏枯草、煅牡蛎软坚散结,首乌藤、磁石、珍珠母、龙齿平肝潜阳、镇惊安神,酸枣仁补肝宁心,桑白皮利水消肿。

病案 5

程某,女,45 岁,2019 年 3 月 6 日初诊。

患者甲状腺结节病史多年,时感头晕,口干,寐差、入睡困难、易醒,多尿,大便调。舌红,苔黄,脉细。

中医诊断:瘿瘤(肺肾阴虚,心神不宁)。

西医诊断:甲状腺结节。

治则:滋阴润肺,养心安神。

处方:金银花30g,瓜蒌10g,牡蛎(煅)30g,青皮10g,浮石10g,海金沙6g,石见穿10g,黄药子10g,芦根30g,首乌藤10g,煅磁石30g,水牛角10g,珍珠母30g。

用法:共7剂,水煎400ml,日1剂,早晚饭后温服各200ml。

二诊:2019年3月13日。服药7剂,二诊时头晕、口干等症状好转,夜寐仍欠佳,故去浮石、芦根、水牛角、珍珠母,加龙齿30g、茯神10g、百合10g、知母10g。再服1周后复诊。近几日有痰、色黄,口干,故加川贝母6g、淡竹叶9g、五味子10g、炒酸枣仁15g。再服1周后复诊,悉症均减,上方再服1周,拟停药。

按语:许师云,心肺阴虚而不能滋荣,则口干;虚热逆乱于上,则头晕;阴虚生热充斥于下,则小便频多;虚热逆乱,则寐差;舌红、苔黄均为阴虚生热之征。治当清解肺胃,生津止渴。方中金银花清热,芦根清热生津润燥,养阴止渴。煅牡蛎咸寒,泻热敛阴,引热下行,使热不至上行而伤津。如此则津液得生,虚热得清,各症自解。

病案6

张某,男,60岁,2018年11月9日初诊。

患者时有心烦、急躁、易怒,甲状腺结节病史多年,多汗,咳嗽,大便干,解便困难,小便可,纳、寐可。舌淡红苔薄白,脉弦滑。

中医诊断:瘿瘤(肝郁气滞)。

西医诊断:甲状腺结节。

治则:疏肝解郁。

处方:银柴胡10g,枳实10g,赤芍10g,青皮10g,郁金10g,牡蛎(煅)30g,夏枯草10g,龙胆10g,浮小麦30g,麻黄根10g,五味子10g,青蒿10g,地骨皮10g,连翘10g,金银花30g。

用法:共7剂,水煎400ml,日1剂,早晚饭后温服各200ml。

二诊:2018 年 11 月 16 日。服药 7 剂,二诊时上述症状有所缓解,大便仍干,故加大黄 6g,再服 7 剂后症状好转,停药。

按语:许师云,此患者情志抑郁致脏阴不足,故致肝郁气滞。本方中银柴胡疏肝解郁,清虚热。加之与青蒿、地骨皮连用,增强固表止汗、清热除蒸之功效。方中选用敛阴清热之药,加之全方疏肝解郁、散结消肿,整方合用,药到病除。许师云此方用于治疗甲状腺相关疾病疗效甚佳。

病案 7

冯某,女,53 岁,2019 年 5 月 6 日初诊。

患者感颈前不适伴异物感月余,心悸,手抖,多汗,情绪易波动,烦躁易怒,时感头晕头痛,咳嗽,少量白色黏痰,不易咯出,夜寐欠安,入睡困难,二便调。舌暗红,苔薄黄伴瘀斑,脉细滑数。既往慢性支气管炎病史多年。

中医诊断:瘿瘤(肝郁气滞,痰湿壅肺)。

西医诊断:甲状腺结节。

治则:疏肝解郁,化痰除湿。

处方:金银花 10g,木蝴蝶 6g,锦灯笼 10g,鱼腥草 30g,冬瓜子 30g,芦根 30g,炙麻黄 9g,苦杏仁 9g,桔梗 6g,青蒿 10g,地骨皮 10g,浮小麦 30g,甘草 6g。

用法:共 7 剂,水煎 400ml,日 1 剂,早晚饭后温服各 200ml。

二诊:2019 年 5 月 13 日。服药 7 剂后复诊,汗出较前减轻,仍感喉中有痰,不易咯出,晨起尤甚,且时感气喘,前方加款冬花 10g、桑白皮 10g、枇杷叶 9g、白前 10g,继服 7 剂。

三诊:2019 年 5 月 21 日。时咳嗽、汗出等症明显减轻,原方继服 1 周,并配合成药,再服 2 周后症状完全消失。

按语:瘿病多见于女性,部分患者出现低热、多汗、心悸、多食易饥、面赤、脉数等症状。结合患者既往慢性支气管炎病史,本方以金银花为君药,清热解毒,善疏上焦风热;锦灯笼、鱼腥草为臣药,助君药清热解毒,与木蝴蝶相伍利咽；青蒿、地骨皮、浮小麦敛汗，辅以止咳化痰之药物。诸药合用，可达疏肝解郁、祛湿化痰之功效。二诊时虽汗出减轻，但咳、痰、喘症状未除，故增用款冬花、桑白皮、枇杷叶、白前以增强原方止咳化痰平喘之功效。

第二节 瘿气

病案 1

阿某，男，47岁，2018年9月17日初诊。

患者亚急性甲状腺炎10天。症见：颈前区疼痛，情绪急躁易怒，怕热，汗出明显，心悸，口苦，时有胃脘部疼痛，反酸，寐安，小便调，大便干结。舌质红，舌苔黄，脉弦数。

中医诊断：瘿气（肝郁化火，痰瘀阻滞）。

西医诊断：甲状腺功能亢进症。

治则：疏肝解郁，化痰消瘿。

处方：柴胡10g，青皮10g，枳壳（炙）10g，郁金10g，夏枯草10g，木蝴蝶10g，蒲公英30g，牡蛎（煅）30g，锦灯笼10g，川芎10g，山慈菇6g，浮小麦30g，旋覆花10g，赭石30g，木香10g。

用法：共7剂，水煎400ml，日1剂，早晚饭后温服各200ml。

二诊：2018年9月25日。颈前区疼痛较前明显改善，时有心悸，仍汗出明显，故在前方基础上加服麻黄根30g、煅牡蛎30g。上方根据临诊加减，连续口服1个月，颈前区疼痛、汗出等症状基本消失。

按语：《诸病源候论·瘿候》指出，瘿病的病因主要是情志内伤及水土因素。谓："瘿者，由忧恚气结所生，亦曰饮沙水，沙随气入于脉，搏颈下而成之。"本方主治情志不调、肝郁气滞，痰瘀互结所致瘿痛，柴胡疏肝解郁，取"木郁达之"之意，枳壳理气行滞，二者共为君药，郁金、木香疏肝理气，为臣药，青皮理气和胃、消积化滞，牡蛎软坚散结，川芎行气活血止痛，蒲公英、锦灯笼、山慈菇清热解毒，清心凉血，浮小麦益气敛汗，夏枯草清热平肝散结，木蝴蝶清肺利咽、疏肝和胃，李东垣《脾胃论·脾胃虚则九窍不通论》“真气又名元气，乃先身生之精气也，非胃气不能滋之”，脾胃为后天之本，许师重视固护脾胃，患者有反酸，故用旋覆花、赭石抑酸护胃。

病案 2

马某，女，44 岁，2019 年 9 月 17 日初诊。

患者自诉发现颈前喉结两侧肿大 3 个月余。3 个月前患者偶然触及颈前喉结两侧稍有隆起，其间伴有心烦、心率加快、汗多等症状，经某医院进行甲状腺摄碘 -131 试验，明确诊断为甲状腺功能亢进症，经西药治疗后，仍感颈前部有隆起，咽喉部梗阻感，稍有心烦、心率加快，体倦乏力，易于感冒。舌红苔薄，脉细弦。

中医诊断：瘿气（肝郁气滞）。

西医诊断：甲状腺功能亢进症。

治则：疏肝解郁行气。

处方：当归 10g，川芎 10g，赤芍 10g，红花 9g，桃仁 9g，郁金 10g，生蒲黄 10g，王不留行 10g，水蛭 6g，金银花 10g，木蝴蝶 10g，胖大海 6g，贯众 10g，夏枯草 10g，马勃 9g，射干 9g。

用法：共 14 剂，水煎 400ml，日 1 剂，早晚饭后温服各 200ml。

二诊：2019 年 9 月 30 日。服药 14 剂后，心烦、心率加快、汗多、体倦均较前好转，仍可触及颈前部肿块，原方继服 14 剂。患者诉颈前部肿块较前消退，无明显心烦、心率加快、体倦乏力等。原方基础上去胖大海、马勃、射干。

三诊：2019 年 10 月 8 日。服药 7 剂后，上述症状明显改善。

按语：《杂病源流犀烛·颈项病源流》指出，瘿又称为瘿气、影带袋，多因气血凝滞，日久渐结而成。故本病病机为气滞郁结日久，故而形成痰结血瘀之象。方中当归、川芎、赤芍养血活血，红花、桃仁、生蒲黄活血化瘀以生新血，郁金疏肝理气，王不留行、水蛭、夏枯草化痰软坚、消瘿散结，木蝴蝶、胖大海、马勃、射干消痰利咽,金银花清解热毒。诸药合用,共奏疏肝解郁、行气之效。

病案 3

李某,女,27 岁,2020 年 9 月 21 日初诊。

患者甲状腺功能亢进症病史,出汗较多,晨起咳少量痰,初色黄,后白,伴有少量牙龈出血,大便干,解便困难,小便可,纳、寐可。舌淡红苔薄白,脉弦细滑。

中医诊断:瘿气(肝郁气滞兼有阴虚)。

西医诊断:甲状腺功能亢进症。

治则:疏肝解郁,清热行气。

处方:银柴胡 10g,青皮 10g,郁金 10g,夏枯草 10g,浙贝母 10g,牡蛎(煅)30g,黄药子 10g,瓜蒌 10g,莱菔子 30g,枳实 10g,厚朴 9g,大黄 10g,浮小麦 30g。

用法:共 7 剂,水煎 400ml,日 1 剂,早晚饭后温服各 200ml。

二诊:2020 年 9 月 28 日。大便干,解便困难等明显好转,但诉仍感多汗,故去枳实、厚朴、大黄,加青蒿 10g、地骨皮 10g、连翘 10g。

三诊:2020 年 10 月 9 日。诉夜寐欠安,去连翘,加煅牡蛎 30g,再服两周后悉症均减,停药。

按语:因患者情志抑郁致脏阴不足,阴虚火旺则潮热盗汗。方中银柴胡不仅能疏肝解郁,尤其能清虚热。加之与青蒿、地骨皮连用,增强固表止汗、清热除蒸之功效。方中选用许多安神助眠之药,以着重提高患者睡眠质量,有益于改善情绪。青皮为开胃之品,用以增加患者食欲,加之黄药子主要用于甲状腺肿大,可清热解毒,散结消瘿。整方合用,药到病除。

第三章 气血津液病证

第一节 汗证

病案 1

余某，女，46 岁，2019 年 12 月 17 日初诊。

患者汗多，白天稍微活动即出现潮热、出汗，夜间时有盗汗，寐差，鼻塞、咽中有痰。舌质红舌苔薄黄，脉弦细。

中医诊断：汗证（肺肾两虚，虚火上浮）。

西医诊断：多汗症。

治则：补益肺肾，敛阴止汗。

处方：女贞子 10g，墨旱莲 9g，麦冬 10g，五味子 10g，地黄 10g，黄芩 10g，黄连 6g，黄柏 10g，青蒿 10g，地骨皮 10g，浮小麦 30g，麻黄根 10g，牡蛎（煅）30g，鱼腥草 30g，辛夷 6g，苍耳子 6g。

用法：共 7 剂，水煎 400ml，日 1 剂，早晚饭后温服各 200ml。

二诊：2019 年 12 月 24 日。患者汗出症状略有改善，腹胀，大便干，1～2 日一行。舌质淡红舌苔薄黄，脉弦。上方去女贞子、墨旱莲，加大黄 6g、莱菔子 30g。继服 7 剂。

三诊：2019 年 12 月 31 日。患者汗出症状明显改善，无鼻塞，无咽中不适，脘腹胀满，进食油腻食物后加重伴胁肋部隐痛，大便调。舌质淡红，舌苔薄黄，脉弦。上方去地黄、鱼腥草、辛夷、苍耳子、大黄，加连翘 10g、鸡内金

9g、金钱草 10g、栀子 9g、牛膝 10g。继服 7 剂。

随访患者症状明显改善。

按语：患者为中年女性，潮热汗出，与患者围绝经期有关，结合舌脉，以肺肾两虚为本，虚火上浮为标。予二至丸和麦味地黄汤加减，补益肝肾，敛阴止汗。地黄滋肾养血为君药；麦冬、五味子养阴益气为臣药；佐以女贞子、墨旱莲补益肝肾，黄芩、黄连、黄柏清三焦之热，青蒿、地骨皮清虚热，浮小麦、麻黄根、煅牡蛎敛阴止汗，鱼腥草、辛夷、苍耳子清热疏风。患者二诊出现腹胀，大便干，考虑胆失疏泄、腑气不通，增加莱菔子、大黄以通腑降气，三诊时出现脘腹胀满，进食油腻食物后加重伴胁肋部隐痛，加鸡内金健脾开胃，金钱草清热利胆，栀子清三焦之热。许师常用莱菔子，其药食同源，降气、通腑、消痰疗效佳。

病案 2

王某，女，82 岁，2020 年 12 月 15 日初诊。

患者 2 个月前开始自觉面部发热，易出汗，不易入睡，口服阿普唑仑(0.4mg 每日 1 次)入睡，偶有咽喉肿痛，大便干，三日一行，小便尚可，纳少。舌质红，苔黄腻，脉滑。

中医诊断：汗证(湿阻中焦，阴虚火旺)。

西医诊断：自主神经功能紊乱。

治则：芳香化湿，滋阴敛汗。

处方：苍术 10g，土茯苓 12g，薏苡仁 30g，藿香 10g，枳实 10g，厚朴 9g，大黄 6g，火麻仁 30g，莱菔子 30g，青蒿 10g，地骨皮 10g，浮小麦 30g，连翘 10g。

用法：共 7 剂，水煎 400ml，日 1 剂，早晚饭后温服各 200ml。

二诊：2020 年 12 月 22 日。患者自觉面部发热好转，患者咽部肿痛、易汗出好转，睡眠尚可，口服阿普唑仑每日 1 次，每次半片口服入睡，大便干，两日一行，小便尚可，纳尚可。舌质红，苔黄腻，脉滑。故前方改大黄为 7g，加牛膝 10g、牡丹皮 10g。

三诊:2020 年 12 月 29 日。患者无自觉面部发热、咽部肿痛,无汗出,每日行 1 次大便,寐尚可,纳可,小便尚可。舌质红,苔淡黄,脉滑。患者诸症状明显好转,故守原方继续口服。

按语:许师认为,汗证是指由于阴阳失调,腠理不固,而致汗液外泄失常的病证。其中,不因外界环境因素的影响,而白昼时时汗出,动辄益甚者,称为自汗;寐中汗出,醒来自止者,称为盗汗。也可因天气炎热、情绪激动、劳动奔走等情况下,出汗量增加,此属正常现象。引起自汗、盗汗的病因病机主要如下:肺气不足素体薄弱、心血不足思虑太过血虚失养、阴精亏虚,虚火内生、情志不舒,肝气郁结等以致肝火或湿热内盛,邪热郁蒸,津液外泄。辨证要点应着重辨明阴阳虚实。一般来说,汗证以属虚者多。自汗多属气虚不固;盗汗多属阴虚内热。但因肝火、湿热等邪热郁蒸所致者,则属实证。病程久者或病变重者会出阴阳虚实错杂的情况。自汗久则可以伤阴,盗汗久则可以伤阳,出现气阴两虚或阴阳两虚之证。治疗原则:虚证当根据证候的不同而治宜益气、养阴、补血、调和营卫;实证当清肝泄热,化湿和营;虚实夹杂者,则根据虚实的主次而适当兼顾。

方中苍术味辛、苦,性温,归脾、胃经,芳烈燥散,燥湿健脾、辟秽化浊,为君药。研究表明,苍术具有抑制胃酸分泌、促进肠胃运动及胃排空、降血糖、抗菌抗炎、保护心血管和神经系统作用等。土茯苓味甘、淡,性平,归肝、胃经,具有解毒除湿、通利关节的功效,为臣药,具抗菌作用。薏苡仁味甘、淡,性凉,归脾、肺、胃经,健脾益胃、利湿;藿香化湿解表止呕;枳实破气消积、化痰除痞;厚朴行气化湿、温中止痛;大黄味苦,性寒,入脾、胃、大肠、肝、心包经,具有攻下积滞、泻火凉血、活血化瘀之效;火麻仁味甘,性平,归脾、大肠经,润肠通便;莱菔子味甘、辛,归脾、胃、肺经,具有消食除胀、降气化痰的作用;青蒿味苦、辛,性寒,无毒,清虚热、除骨蒸;地骨皮凉血除蒸、清肺降火;浮小麦固表止汗、益气除热;连翘清热解毒、消痈散结、疏散风热。全方共成芳香化湿、滋阴敛汗、通便之功效。二诊患者自觉面部发热、咽部肿痛、易汗好转,睡眠尚可,口服阿普唑仑每日1次,每次半片口服入睡,大便干,两日一行,纳尚可,故前方改大黄为7g,加牛膝10g、牡丹皮10g,以增加通便、滋阴补肾,强腰壮骨、活血化瘀之效。三诊患者面部发热、易汗出、眠欠佳、咽喉肿痛等症状明显好转,故守原方继续口服。嘱患者避免受凉,规律清淡饮食,禁忌辛辣、煎炸、油腻食物,注意保暖等,如有不适门诊随访。

病案3

程某,女,74岁,2019年8月27日初诊。

患者既往糖尿病病史17年,近1个月感汗出明显,夜间汗多,于我院门诊口服中药汤剂后缓解不明显。症见:汗多,夜间明显,口唇、双足、左手指麻木,口干,多饮,多尿,乏力,无视物模糊,纳可,寐差,泡沫尿,夜尿3～4次,大便正常。舌红少苔,脉细数。

中医诊断:汗证(阴虚火旺)。

西医诊断:多汗症。

治则:滋阴降火,固表敛汗。

处方:沙参10g,五味子10g,知母10g,生地黄10g,竹叶6g,黄芩10g,黄柏10g,黄芪10g,防风10g,青蒿10g,地骨皮10g,浮小麦30g,麻黄根10g。

用法:共7剂,水煎400ml,日1剂,早晚饭后温服各200ml。

用药后汗出正常。

按语:出汗是人体的自然生理现象,但当人体阴阳偏盛、偏虚,腠理不固,汗液外泄失常,可致病理性汗出。《证治要诀·盗汗自汗》云:“不分坐卧而汗者,曰自汗……其无病而常自汗出,与病后多汗,皆属表虚,卫气不固,荣血漏泄。”本例患者阴精亏虚,虚火内生,热逼津液外泄,故见汗出。阴虚有热而津液不足,故见口干。方中沙参、五味子、生地黄滋阴生津,知母、竹叶、黄芩、黄柏苦寒清热,泻火坚阴,黄芪、防风益气固表止汗,青蒿、地骨皮退虚热,浮小麦、麻黄根固涩敛汗。

病案 4

张某,男,40 岁,2019 年 4 月 8 日初诊。

盗汗 1 个月余。患者诉 1 个多月来入睡后常汗出明显,醒后汗出逐渐减少,稍感乏力,手足心热明显,潮热,纳可,二便调。舌红苔薄白,脉细弦。

中医诊断:汗证(肺肾阴虚,虚火上炎)。

西医诊断:多汗症。

治则:滋阴降火。

处方:佩兰 10g,薏苡仁 30g,青蒿 10g,地骨皮 10g,浮小麦 30g,牡蛎(煅)30g,牡丹皮 10g,栀子 10g,麦冬 10g,五味子 10g,墨旱莲 9g,连翘 10g,牛膝 10g。

用法:共 14 剂,水煎 400ml,日 1 剂,早晚饭后温服各 200ml。

随访 2 个月患者未再汗出。

按语:《明医指掌·盗汗自汗心汗证》云:"盗汗者,睡而出,觉而收,如寇盗然,故以名之。"方中青蒿、地骨皮、牡丹皮清退虚热,麦冬生津养阴,栀子、连翘苦寒清热,泻火坚阴,佩兰、薏苡仁健脾利湿,五味子敛阴止汗,牛膝引火下行,汗多者,浮小麦、煅牡蛎加味固涩敛汗,佐以墨旱莲补益肝肾阴虚。

第二节　郁证

病案

马某,女,43 岁,2021 年 1 月 13 日初诊。

患者诉气短,憋气,乏力 1 年余。每因感冒、遇寒症状加重,无呃逆,时感耳鸣,左手麻木,咽部不适,纳食可,夜寐欠安,难以入睡,大便干,2～3 日一行。舌质淡红,舌苔白腻,脉弦细。

中医诊断:郁证(肝郁气滞)。

西医诊断:抑郁症。

治则:疏肝解郁。

处方:柴胡 10g,陈皮 10g,枳壳 10g,香附 10g,白芍 10g,川芎 10g,瓜蒌 10g,柏子仁 10g,木香 10g,大腹皮 10g,槟榔 10g,降香 10g,首乌藤 10g,薏苡仁 30g,磁石 10g,冬瓜皮 30g。

用法:共 7 剂,水煎 400ml,日 1 剂,早晚饭后温服各 200ml。

二诊:2021 年 1 月 20 日。患者诉气短、憋气、乏力症状较前改善,现腰部酸困不适,白带多。舌质淡红,舌苔白腻,脉细。大便 2~3 日一行。

处方:柴胡 10g,青皮 10g,枳实 10g,郁金 10g,瓜蒌 10g,木香 10g,大腹皮 10g,枳壳 10g,白芍 9g,降香 10g,薏苡仁 30g,牛膝 10g,木瓜 10g,伸筋草 10g,厚朴 9g,莱菔子 30g。

用法:共 7 剂,水煎 400ml,日 1 剂,早晚饭后温服各 200ml。

服药 7 剂后患者症状改善,上方服用 1 个月。症状明显减轻。

按语:《素问·六元正纪大论》曰"木郁达之",许师指出郁证病位主要在肝,但可涉及心、脾、肾。肝主疏泄,畅达人体一身之气机,以推动血液、津液和各种物质的流通,若肝气失于疏泄则郁而不通,称之为"郁"。故治以疏肝解郁、理气宽中之法。方选以柴胡为君,调肝气,散郁结。臣以香附专入肝经,既疏肝解郁,又理气止痛;川芎辛散,开郁行气,活血止痛,二药助柴胡疏肝理气止痛。佐以陈皮理气行滞和胃;枳壳理气宽中,行气消胀,与陈皮相伍以理气行滞调中;白芍养血柔肝,缓急止痛。木香、大腹皮、槟榔行气导滞、调中止痛、下气宽中,降香化瘀止血、理气止痛,薏苡仁、冬瓜皮健脾祛湿,首乌藤、磁石养心安神,全方共奏疏肝解郁,行气开郁之效。二诊患者症状较前改善,改青皮破气消积,加瓜蒌利气宽胸、散结消痈,加郁金行气解郁,加厚朴、莱菔子以增强行气之功,加木瓜平肝舒筋、和胃化湿,伸筋草祛风除湿、舒筋活络,加牛膝引药下行。诸药合用,患者症状较前明显改善。

第四章 肺系病证

第一节 咳嗽

病案 1

鲜某,男,12岁,2016年8月8日初诊。

诉1周前不慎受凉后出现咳嗽,咳白黏痰,量多,纳可,寐安,二便可。舌质淡白。舌苔白腻,脉滑。既往体健。

中医诊断:咳嗽(痰湿壅肺)。

西医诊断:急性支气管炎。

治则:宣肺化痰。

处方:鱼腥草10g,冬瓜子10g,麻黄6g,杏仁6g,甘草6g,紫菀6g,桑白皮6g,枇杷叶6g,白前6g,桔梗6g,紫苏子6g,芥子6g,化橘红6g,薏苡仁10g,百部6g,莱菔子10g。

用法:共7剂,水煎400ml,日1剂,早晚饭后温服各200ml。

二诊:2016年8月16日。服药后咳嗽、咳痰明显改善。痰量明显减少,但诉腹胀,大便略干。舌质淡白,舌苔白略腻,脉滑。

处方:鱼腥草10g,冬瓜子10g,麻黄6g,杏仁6g,甘草6g,紫菀6g,桑白皮6g,枇杷叶6g,白前6g,桔梗6g,紫苏子6g,芥子6g,化橘红6g,百部6g,莱菔子15g。

用法:共7剂,水煎400ml,日1剂,早晚饭后温服各200ml。

服药后诸症消失。

按语：中医学认为肺主气，司呼吸，行水气，朝百脉，主治节，肺气以宣发肃降为基本运行形式，肺气宣发，浊气得以呼出，肺气肃降，清气得以吸入，内外之邪干肺，肺气上逆，宣降失常则发为咳嗽。当以祛邪利肺止咳为治则。方中重用麻黄、杏仁、紫菀、桑白皮为君，麻黄辛散开泄，温通宣畅，主入肺经，外解表邪，内降上气之逆，杏仁味苦性温，入肺、大肠经，长于降气止咳平喘，紫菀辛散苦降，温润不燥，长于润肺下气，化痰止咳，桑白皮性寒，清肺热平喘；枇杷叶、白前、桔梗、紫苏子、芥子、百部为臣，白前、芥子可温化寒痰，枇杷叶、紫苏子、百部均止咳平喘，桔梗宣肺祛痰；另辅以鱼腥草清热解毒，冬瓜子清热化痰，化橘红燥湿消痰，薏苡仁健脾利湿，莱菔子降气化痰；甘草补中益气，调和诸药。二诊时患者诉腹胀，患者总角之年，脾胃不足，考虑薏苡仁虽有健脾渗湿之功效，但其性凉，故去此药，同时加大莱菔子消食除胀、降气化痰之功效。

病案2

吉某，男，11岁，2019年9月17日初诊。

患者诉1周前出现咳嗽，咳痰量多色白，无发热，自服头孢克肟胶囊3天，症状略有缓解后停药。现症见：仍咳嗽，咳黄白相间痰，量多，咽痒，纳少，二便调。舌质红苔薄黄，脉滑。辅助检查：胸部X线片未见异常，血常规未见异常。

中医诊断：咳嗽（风热犯肺）。

西医诊断：急性支气管炎。

治则：宣肺化痰止咳。

处方：鱼腥草15g，冬瓜子15g，麻黄6g，杏仁6g，甘草6g，款冬花6g，枇杷叶6g，紫苏子6g，炒芥子6g，白前6g，桔梗6g，瓜蒌6g，桑白皮9g，莱菔子15g。

用法：共3剂，水煎400ml，日1剂，早晚饭后温服各200ml。

二诊：2019年9月21日。患者咳嗽减少，咯少量白痰。舌质淡红苔薄黄，脉滑。上方去炒芥子、紫苏子、莱菔子，加金银花 10g、芦根 9g。继服 5 剂，症状消失。

按语：本例患者为风热犯肺引起的咳嗽，予麻杏石甘汤加减，考虑患者热象不甚，去石膏，加鱼腥草清热解；患者痰量多，加冬瓜子、瓜蒌、莱菔子清肺化痰，款冬花、枇杷叶润肺化痰，紫苏子、炒芥子温肺止咳，白前降气止咳，桔梗利咽止咳。许师治疗咳嗽时多寒热并用、多管齐下，清热治疗的同时使用润肺、降气、温肺类药物。二诊时，外感已 10 天，加芦根养阴生津，以防清热药物过燥伤肺。

病案 3

李某，女，45 岁，2019 年 8 月 29 日初诊。

患者咳嗽、咳白痰，泡沫状，喉中痰鸣音，大便可。查体：咽后壁发红。舌淡红，苔黄腻，脉弦滑。

中医诊断：咳嗽（痰热壅肺）。

西医诊断：急性支气管炎。

治则：清热化痰。

处方：鱼腥草 30g，冬瓜子 30g，芦根 30g，蜜麻黄 9g，杏仁 9g，生甘草 6g，款冬花 10g，紫菀 10g，桑白皮 10g，枇杷叶 9g，瓜蒌 10g，紫苏子 10g，芥子 9g，白前 10g，桔梗 6g，化橘红 10g。

用法：共 14 剂，水煎 400ml，日 1 剂，早晚饭后温服各 200ml。

二诊：2019 年 9 月 16 日。咳嗽已明显好转，出现胃脘部胀满，心悸，手麻，夜寐欠安。上方去鱼腥草，改为金银花 20g，去芥子，加水牛角 10g、珍珠母 30g。

继服 14 剂，症状均好转。

按语：《神农本草经疏》称鱼腥草为“治痰热壅肺，发为肺痈吐脓血之要药”。许师以鱼腥草为君，清热解毒，消痈排脓。冬瓜子为臣，清肺化痰，利湿排脓。并佐以蜜麻黄、杏仁、生甘草，此三药取三拗汤宣肺解表之意。桔梗宣肺、祛痰、利咽、排脓。瓜蒌清热化痰。紫菀、款冬花润肺下气、化痰止咳,此二药温而不燥,既可化痰又能润肺,咳嗽无论寒热虚实,病程长短均可用之。芦根味甘,性寒,清热泻火,滋阴润燥。桑白皮味甘,性寒,泻肺平喘。枇杷叶味苦,性微寒,清降肺气。紫苏子、白前降气化痰。芥子味辛,性温,温肺化痰。化橘红味辛、苦,性温,理气宽中,燥湿化痰。许师认为本患者咳喘症状以肺气宣降功能失调为本,痰、热壅肺等为标,故治疗以宣肺、降气并用,同时在使用苦寒之品时配以部分辛、温之药,以防过于苦寒不利于痰浊的祛除。患者二诊症状明显好转,痰热之象已明显减轻,去鱼腥草,改金银花为君药清热解毒、疏散风热,同时去芥子。针对患者心悸,手麻,夜寐欠安,水牛角清热凉血定惊,珍珠母镇惊安神。

病案 4

兰某,女,59 岁,2019 年 10 月 29 日。

患者咳嗽,咳少量黄痰,咽痒,五心烦热,潮热盗汗。舌质红舌苔少,脉细。

中医诊断:咳嗽(风热犯肺)。

西医诊断:急性支气管炎。

治则:疏风宣肺。

处方:金银花 30g,木蝴蝶 6g,黄芩 10g,百部 10g,款冬花 10g,桑白皮 10g,枇杷叶 10g,白前 10g,桔梗 9g,青蒿 10g,地骨皮 10g,浮小麦 30g,牡蛎(煅)30g,陈皮 10g,香附 10g,连翘 10g。

用法:共 7 剂,水煎 400ml,日 1 剂,早晚饭后温服各 200ml。

二诊:2019 年 11 月 5 日。症状较前明显改善,继续予以上方口服药巩固疗效。

按语:款冬花润肺下气、化痰止咳,此药温而不燥,既可化痰又能润肺,咳嗽无论寒热虚实,病程长短均可用之,为君药。桔梗宣肺、祛痰、利咽、排脓。木蝴蝶清肺利咽、疏肝和胃。黄芩清上焦之热。金银花、连翘清热解毒、疏散风热。百部润肺止咳。桑白皮味甘，性寒，泻肺平喘。枇杷叶味苦，性微寒，清降肺气。白前降气化痰。青蒿、地骨皮清透虚热、凉血除蒸。浮小麦、煅牡蛎敛阴止汗。陈皮、香附理气燥湿。

病案5

贾某，男，33岁，2019年11月2日初诊。

患者1个半月前因受凉后出现咳嗽，伴咽痒少痰，发热，体温最高达39℃，在诊所就诊后，予头孢类抗生素静脉滴注，以及中成药（具体不详）静脉滴注，治疗3天后无发热，仍有咳嗽，患者自行间断口服头孢克肟、祖卡木颗粒、复方瓜子金颗粒等，咳嗽仍不减。现症见：干咳，咽痒时诱发剧烈阵咳，甚至面赤、憋气，夜间阵咳频数，不能入睡，纳可，二便调。辅助检查：血常规、C反应蛋白（CRP）、胸部X线片未见异常。查体：咽部红，舌质红，舌苔薄白，脉滑。

中医诊断：咳嗽（肺卫郁热，肺气上逆）。

西医诊断：急性支气管炎。

治则：清热利咽，降气止咳。

处方：鱼腥草30g，白花蛇舌草10g，金银花30g，连翘10g，板蓝根10g，蝉蜕6g，射干10g，牛蒡子10g，僵蚕10g，浙贝母9g，紫菀10g，牡丹皮10g，黄芩10g，百部10g，枳壳10g，细辛3g。

用法：共7剂，水煎400ml，日1剂，早晚饭后温服各200ml。

1周后二诊，咳嗽明显减轻，夜间已能入睡，但仍有小咳阵作，自觉咽中有痰，不易咯出。舌质红，舌苔少，脉滑。予上方加紫苏子10g、前胡10g、冬瓜子10g、栀子10g、山楂（焦）10g、神曲（炒）10g、麦芽（炒）10g，去金银花、连翘、牛蒡子、僵蚕、紫菀、牡丹皮、百部。

按语：《医学入门·咳嗽》云"新咳，有痰者，外感随时解散，无痰者，便是火热，只宜清之。久咳，有痰者，燥脾化痰，无痰者，清金降火"，故本例患者当先以清热利咽、降气止咳为法，后以清肃肺胃为法。许师对咳嗽病程较长、咳嗽剧烈不止，夜间影响睡眠的患者，常用细辛3g祛风下气除痰，但舌苔黄腻时不用，同时应用时需与清热药配伍使用。

病案6

周某，女，45岁，2019年11月20日初诊。

患者1个月前因受凉后出现咳嗽、咳痰，咯白色黏痰，不易咳出，时感胸闷、气短，咽痒则咳喘发作，两肺听诊可闻及哮鸣音。既往咳嗽变异性哮喘病史1年，每因冷空气、刺激性气味接触后发作。舌质淡，舌苔淡黄而厚腻，脉弦细。

中医诊断：咳嗽（痰浊壅肺，肺失宣降）。

西医诊断：急性支气管炎。

治则：宣肺化痰。

处方：麻黄10g，苦杏仁10g，紫苏子10g，芥子10g，白果10g，前胡10g，紫菀10g，款冬花10g，枇杷叶9g，地龙9g，莱菔子30g，桑白皮30g，细辛3g，枳壳6g，甘草6g。

用法：共7剂，水煎400ml，日1剂，早晚饭后温服各200ml。

二诊：2019年11月27日。患者咳喘、咳痰、咽痒等症状明显好转。续服14剂，哮喘一直未发，咳嗽减轻，痰亦不多。原方加减再服14剂，病未再发。

按语：《素问·阴阳别论》“……起则熏肺，使人喘鸣”，《金匮要略·肺痿肺痈咳嗽上气病脉证治》“咳而上气，喉中水鸡声，射干麻黄汤主之”指出了哮证发作的特征和治疗。许师云，导致哮喘病屡发屡止的因素，是宿痰内伏于肺，复加外感、饮食、情志劳倦等，引动宿痰，痰随气升，气因痰阻，相互搏结，壅塞气道，肺气宣降功能失调。在治疗上，强调治喘先治痰，治痰宜调气，方选三拗汤和三子养亲汤祛痰平喘，再合地龙、白果敛肺平喘，细辛祛风通窍，前胡、枳壳宽胸降气化痰，紫菀、款冬花、枇杷叶、桑白皮化痰止咳平喘。全方切准哮喘急性发作期的病机本质，使喘能平、痰能化；迅速控制症状，缓解患者的痛苦。

病案 7

刘某，女，62 岁，2019 年 5 月 21 日初诊。

近半个月前，感冒后出现咳嗽、咳痰，自行口服多种西药症状均未见明显好转，且症状逐渐加重，咯白色黏痰，不易咳出，咽痒，时有反酸，呃逆，二便调。舌淡苔白腻，脉滑。既往有慢性支气管炎病史。

中医诊断：咳嗽（痰湿壅肺）。

西医诊断：急性支气管炎。

治则：清肺化痰祛湿。

处方：鱼腥草 30g，木蝴蝶 6g，金银花 30g，冬瓜子 30g，炙麻黄 10g，杏仁 9g，生甘草 6g，款冬花 10g，桑白皮 30g，枇杷叶 9g，白前 10g，桔梗 9g，瓜蒌 10g，紫苏子 10g，芥子 10g，莱菔子 30g。

用法：共 7 剂，水煎 400ml，日 1 剂，早晚饭后温服各 200ml。

二诊：2019 年 5 月 29 日。患者各不适症状明显好转，咳嗽、咯痰明显减轻，原方继服 1 周后停药。

按语：患者既往慢性支气管炎病史，本次因外感使慢性支气管炎急性发作。本方主要以宣肺止咳化痰平喘为主，加以鱼腥草、金银花清热解毒。而张秉成《成方便读》提出："治老人气实痰盛，喘满懒食等证。夫痰之生也，或因津液所化，或因水饮所成。然亦有因食而化者，皆由脾运失常，以致所食之物，不化精微而化为痰。然痰壅则气滞，气滞则肺气失下行之令，于是为咳嗽、为喘逆等证矣。"故配以三子养亲汤，以莱菔子消食行痰，痰壅则气滞，以紫苏子降气行痰，气滞则膈塞，芥子畅膈行痰。三者皆为治痰之药，而又能于治痰之中各逞其长。诸药合用，食消气顺，喘咳自宁，而诸症自愈。

病案 8

冶某，男，64 岁，2019 年 10 月 16 日初诊。

因"咳嗽咳痰反复不愈 1 个月"就诊。症见：时有咳嗽，咳痰，痰色白质黏，双眼干涩，胃脘不适，全身皮肤瘙痒，纳欠佳，寐欠安，无泡沫尿，夜尿每晚

6～7 次，大便质正常，日 2～3 行。舌质红舌苔黄厚，脉滑。

中医诊断：咳嗽（痰浊壅肺）。

西医诊断：急性支气管炎。

治则：化痰止咳。

处方：金银花 30g，鱼腥草 30g，冬瓜仁 30g，木蝴蝶 6g，芦根 30g，瓜蒌 10g，半夏 6g，陈皮 10g，莱菔子 30g，竹叶 9g，知母 10g，黄芩 10g，黄连 6g，黄柏 10g。

用法：共 7 剂，水煎 400ml，日 1 剂，早晚饭后温服各 200ml。

用药后咳嗽减轻，咳痰量减少。

按语：《医约·咳嗽》云“咳嗽毋论内外寒热，凡形气病气俱实者，宜散宜清，宜降痰，宜顺气”。本案处方以半夏为君，取其辛温性燥，善燥湿化痰，且可降逆和胃，以陈皮为臣，理气燥湿，使气顺而痰消，佐以金银花、鱼腥草、冬瓜仁、木蝴蝶、芦根、瓜蒌清肺化痰，莱菔子降气化痰，竹叶、知母生津，黄芩、黄连、黄柏清热泻火。

病案 9

陈某，男，67 岁，2022 年 6 月 9 日初诊。

患者自诉既往咳嗽、咳痰，近 10 天咳嗽、咳白色黏痰，痰不易咳出，伴气喘，咽干咽痒，腹胀，大便次数多，于社区医院静脉注射抗生素（具体药物不详）3 天，效果欠佳。舌苔厚腻微黄，脉滑数。

中医诊断：咳嗽（痰浊壅肺，脾失健运）。

西医诊断：急性支气管炎。

治则：化痰降浊，健脾消食。

处方：金银花 30g，木蝴蝶 6g，冬瓜子 30g，炙麻黄 9g，杏仁 9g，甘草 6g，款冬花 10g，枇杷叶 9g，香附 10g，砂仁 6g，薏苡仁 30g，鸡内金 10g，金钱草 10g，神曲 9g，麦芽 9g，山楂（焦）9g。

用法：共 7 剂，水煎 400ml，日 1 剂，早晚饭后温服各 200ml。服药 7 剂后诸症明显改善。

按语:许师云,患者旧有痰饮咳嗽,触受风温之邪,由皮毛而干肺系,蕴郁阳明。饮邪得温气之熏蒸,变为胶浊之痰,互阻上焦,太阴清肃无权,以致气喘大发,舌苔腻黄,脉数而滑。书云:喘之为病,在肺为实,在肾为虚。此肺实之咳也,因其表寒不显,故用炙麻黄,且以少量,不取其发表,专取其止咳平喘之功。方中金银花为君药,清热解毒,木蝴蝶清利咽喉,冬瓜子清肺化痰,杏仁、枇杷叶、款冬花止咳平喘,香附、砂仁理气,薏苡仁、金钱草化湿,鸡内金、神曲、麦芽、焦山楂消食和胃。综观全方,清肺化痰、止咳平喘、消食和胃,使风痰湿积并除。

病案 10

梁某,女,69 岁,2023 年 1 月 11 日初诊。

患者 1 周前因受凉感冒,出现发热恶寒,咳嗽,咳白色泡沫样痰,喉中痰鸣,哮鸣音,头痛,鼻塞。舌质红,舌苔薄白,脉细滑。

中医诊断:咳嗽(风寒束肺)。

西医诊断:急性支气管炎。

治则:疏风解表,化痰止咳。

处方:荆芥 10g,防风 10g,鱼腥草 30g,冬瓜子 30g,杏仁 9g,甘草 6g,紫苏子 10g,款冬花 10g,桑白皮 30g,白前 10g,枇杷叶 9g,瓜蒌 10g,芦根 30g。

用法:共 7 剂,水煎 400ml,日 1 剂,早晚饭后温服各 200ml。服药 7 剂后诸症明显改善。

按语:许师云,患者外感风寒,风邪袭表,肺卫不宣,热不得越,寒邪外袭于表,遏制卫阳,故见发热恶寒;寒主凝滞收引,肺卫受感,肺气壅遏不宣,清肃失常,则痰液滋生,阻塞气道,影响肺气之出入,因而引起咳嗽、咳痰,鼻塞,病位在肺,证为风寒束肺。方中荆芥、防风均能解表祛风,防风兼能除湿止痛,合用则能发汗解表、祛风除湿,主治风寒湿邪,冬瓜子清肺化痰,杏仁止咳平喘,枇杷叶、款冬花、桑白皮、紫苏子化痰止咳平喘,瓜蒌、白前降气化痰,芦根专除喉中哮鸣音。综观全方，发汗解表、清肺化痰、止咳平喘，使风痰湿积并除。

病案 11

朱某，女，63 岁，2023 年 6 月 5 日初诊。

患者反复咳嗽，咳痰多年，加重 2 周，痰色黄量多，气喘，平素易感冒，汗出，腰腿痛，二便调。舌暗苔薄脉细滑。

中医诊断：咳嗽（痰湿壅肺）。

西医诊断：急性支气管炎。

治则：祛湿化痰，止咳平喘。

处方：地龙 9g，白果 9g，细辛 2g，炙麻黄 10g，苦杏仁 9g，甘草 6g，款冬花 10g，桑白皮 10g，紫菀 10g，紫苏子 10g，芥子 9g，枇杷叶 10g，瓜蒌 12g，鹅管石 15g，鱼腥草 30g，冬瓜子 30g，芦根 30g。

用法：共 7 剂，水煎 400ml，日 1 剂，早晚饭后温服各 200ml。

服药 7 剂后诸症明显改善。

按语：患者旧有痰饮咳嗽，触受风温之邪，由皮毛而上干肺系，蕴郁阳明。饮邪得温气之熏蒸，炼化为痰，互阻上焦，肺经失养，肺气宣发肃降失司，以致气喘大发，脾主津液，痰阻则津液输布失常，故见汗出。舌暗苔薄脉细滑。喘之为病，在肺为实，在肾为虚。此肺实之咳也。

因其表寒不显，故用炙麻黄，且以少量，不取其发表，专取其止咳平喘之功。地龙、白果、苦杏仁、枇杷叶、款冬花、桑白皮、紫菀、紫苏子止咳平喘，运用大量止咳平喘药，芥子、瓜蒌、冬瓜子清肺化痰，鱼腥草清热解毒，芦根专除哮鸣音，鹅管石补益肺气。综观全方，止咳平喘，清肺化痰，使风痰湿积并除。

病案 12

卞某，男，15 岁，2019 年 5 月 14 日初诊。

患者反复咳嗽、咳痰 1 个月。患者因受凉后出现咳嗽、咳痰，痰白质黏，量少，不易咳出，咽喉部异物感，咽痛，无发热，四肢酸困，纳、寐一般，小便可，大便时溏。舌红，苔白腻，脉濡滑。

中医诊断：咳嗽（痰湿壅肺）。

西医诊断：急性支气管炎。

治则：燥湿化痰，理气止咳。

处方：金银花 15g，木蝴蝶 6g，鱼腥草 30g，冬瓜仁 30g，芦根 30g，薏苡仁 30g，炙麻黄 10g，杏仁 9g，甘草 6g，款冬花 10g，桑白皮 10g，白前 10g，桔梗 6g，紫苏子 10g，瓜蒌 10g，枇杷叶 9g。

用法：共 7 剂，水煎 400ml，日 1 剂，早晚饭后温服各 200ml。

二诊咳嗽好转，痰多，白黏痰，咽痛好转，纳、寐可，二便调。舌红，苔白稍腻，脉滑。前方去款冬花，加紫菀 10g，继服 7 剂。患者咳嗽、咳痰明显好转，随访 1 个月，症状基本消失。

按语：许师认为本病病机为邪犯于肺，壅遏肺气，肺气不通，升降失常，以致痰湿壅肺。诚如《医学心悟》云："肺体属金，譬若钟，然钟非叩不鸣，风、寒、暑、湿、燥、火六淫之邪，自外击之则鸣，劳欲、情志、饮食、炙煿之火，自内攻之则亦鸣。"方中鱼腥草、金银花、芦根清热解毒排脓，薏苡仁健脾利湿，冬瓜仁、枇杷叶润肺止咳，款冬花、桑白皮、杏仁温肺降气，麻黄、白前、紫苏子、瓜蒌、桔梗化痰降气，木蝴蝶清肺利咽，佐以甘草调和诸药。

病案 13

向某，女，49 岁，2020 年 11 月 10 日初诊。

患者既往有慢性支气管炎病史 3 年余。现症见：咳嗽，咳黄痰，痰多，偶感胃脘部疼痛，消化不良，夜寐欠佳，纳可，小便正常，大便稀软，日行 1～2 次。舌质淡红，苔腻，脉滑弦。

中医诊断：咳嗽（痰湿壅肺，肝郁气滞）。

西医诊断：急性支气管炎。

治则：燥湿化痰，理气止咳。

处方：青皮 10g，郁金 10g，桔梗 10g，瓜蒌 10g，牡蛎（煅）10g，浙贝母

10g，生石膏30g，淡竹叶30g，知母10g，五味子10g，金银花10g，芦根10g，薏苡仁30g。

用法：共7剂，水煎400ml，日1剂，早晚饭后温服各200ml。

二诊：2020年11月17日。无咳嗽，无胃脘部不适，痰少，夜寐尚可，纳可，小便正常，大便稀软，日行2～3次。舌质淡红，苔腻，脉滑弦。故前方去知母、淡竹叶、浙贝母，加黄芩10g、黄柏10g、藕节10g。

患者诸症状好转，故守原方继续服药。

三诊：2020年11月23日。无咳黄痰，偶有鼻部瘙痒，鼻出血，夜寐尚可，纳可，小便正常，大便稀软，日行1～2次。舌质淡红，苔腻，脉滑弦。故前方去藕节、芦根，加辛夷10g、白茅根30g、石见穿10g。

按语：许师认为，咳嗽的病位，主脏在肺，无论外感六淫或内伤所生的病邪，皆侵及于肺而致咳嗽，故《景岳全书·咳嗽》说："咳证虽多，无非肺病。"这是因为肺主气，其位最高，为五脏之华盖，肺又开窍于鼻，外合皮毛，故肺最易受外感、内伤之邪，而肺又为娇脏，不耐邪侵，邪侵则肺气不清，失于肃降，迫气上逆而作咳。正如《医学三字经·咳嗽》所说："肺为脏腑之华盖，呼之则虚，吸之则满，只受得本然之正气，受不得外来之客气，客气干之则呛而咳矣；亦只受得脏腑之清气，受不得脏腑之病气，病气干之，亦呛而咳矣。"《素问·咳论》说："五脏六腑皆令人咳，非独肺也。"如肝火犯肺，每见气火耗伤肺津，炼津为痰；痰湿犯肺者，多因脾失健运，水谷不能化为精微上输以养肺，反而聚为痰浊，上贮于肺，肺气壅塞，上逆为咳。若久病，肺脾两虚，气不化津，则痰浊更易滋生，此即"脾为生痰之源，肺为贮痰之器"的道理。

方中青皮味苦、辛，性温，归于肝、胆、胃经，具有疏肝破气、消积化滞的功效，为君药，药理作用有祛痰、平喘、升压作用等。浙贝母味苦，性寒，归肺、心经，化痰止咳、清热散结，药理作用有祛痰、镇咳作用，浙贝母碱具有松弛支气管平滑肌等作用；瓜蒌性寒，味甘、微苦，归肺、胃、大肠经，清热涤痰、宽胸散结、润燥滑肠，药理作用有抗菌作用、对药物诱发的心律失常有一定的抑制作用。浙贝母合用瓜蒌为臣药。桔梗味苦、辛,性平,入肺经,具有祛痰排脓、开宣肺气的功效。煅牡蛎镇惊安神,软坚散结。知母清泻肺热。生石膏味甘、辛,性大寒,归肺经和胃经,清热泻火、除烦止咳。《神农本草经疏》里记载,生石膏辛能解肌、甘能缓热,大寒而兼辛、甘则能除大热,所以生石膏有清热泻火、除烦止渴的功效。淡竹叶性寒,味甘、淡,归心、肾经,清心火、除烦热、利小便。芦根养阴润肺止咳。金银花清热解毒,凉散风热。五味子敛肺止咳、镇静安眠,性凉,味甘、淡,归脾、肺、肾经,功效健脾、补肺、清热、利湿。二诊,无咳嗽,无胃脘部不适,痰少,大便稀软,日行2～3次,舌淡红苔腻,脉滑弦。故前方去知母、淡竹叶、浙贝母,加黄芩清肺泄热,黄柏清热燥湿、泻火解毒,藕节收敛止血,凉血化瘀。三诊,偶有鼻部瘙痒,鼻出血,大便稀软,日行1～2次,舌淡红苔腻,脉滑弦。故前方去藕节、芦根,加辛夷祛风寒、通鼻窍,白茅根凉血止血、清热解毒,石见穿活血化瘀、清热利湿、散结消肿。嘱患者防受寒,清淡饮食,忌辛辣、寒凉之品,适量运动,如有不适门诊随访等。

病案14

郭某,女,77岁,2022年7月4日初诊。

患者自诉短气咳嗽,咳白痰,易咳出,恶心,纳差,寐差。舌质红,苔薄白,脉弦滑。

中医诊断:咳嗽(痰湿壅肺)。

西医诊断:急性支气管炎。

治则:燥湿化痰,理气和中。

处方:白术10g,茯苓10g,猪苓10g,薏苡仁30g,甘草10g,半夏10g,陈皮10g,桑白皮30g,蝉蜕6g,五味子10g,龙齿30g,首乌藤10g。

用法:共7剂,水煎400ml,日1剂,早晚饭后温服各200ml。

二诊:2022年7月11日。无咳嗽,口干、口渴,寐稍差,双下肢无浮肿,二便调。故调整处方:加天花粉9g。继服7剂。

三诊:2022年7月18日。无咳嗽、咳痰,二便调,双下肢轻度浮肿。故调整处方:加猪苓皮 12g、茯苓皮 12g。继服 7 剂。

按语:许师认为本病由脾失健运,湿无以化,湿聚成痰,郁积而成。湿痰为病,犯肺致肺失宣降,则咳嗽痰多;停胃令胃失和降,则恶心;痰湿内扰心神,故可见患者寐差。脉弦滑是痰湿内阻之证。方选二陈汤加减。陈皮具有理气除湿的作用,气顺则痰消;半夏能够起到除湿化痰、降逆止呕的作用;茯苓的健脾除湿作用显著,湿祛则痰消,脾健则湿除。现代药理学研究指出,陈皮能够刺激支气管扩张;半夏可以对咳嗽进行抑制;茯苓能够强化免疫;甘草能够强化支气管黏膜分泌,有利于促进痰液排出,同时还有一定的糖皮质激素样作用,可以对皮质激素在肝内的代谢失活产生竞争性抑制,进而促进激素血药浓度的进一步提高;桑白皮可起到非常强烈的抑制金黄色葡萄球菌生长的效果。猪苓利尿渗湿,现代药理学研究指出,其具有增强机体免疫力和抗炎作用。白术,甘、苦,温,归脾、胃经,具有健脾益气的功效。薏苡仁,甘、淡,凉,归脾、胃、肺经,既能健脾渗湿,又能解毒排脓。首乌藤、五味子、龙齿、蝉蜕均能安神助眠。甘草调和诸药。二诊中患者出现口干、口渴,故加入天花粉以生津止渴。三诊,患者出现双下肢浮肿,考虑与患者久病体虚,脾肾两虚有关,故加入猪苓皮 12g、茯苓皮 12g。全方以燥湿化痰、理气和中为主,收益颇多。

病案 15

李某,男,59 岁,2022 年 12 月 29 日初诊。

患者诉咳嗽,咳大量黄痰,微恶寒,双眼视物模糊,寐差,二便调。微恶寒发热,无胸闷、心悸,无口干、口苦,无双下肢浮肿。舌淡红,苔黄腻,脉弦滑。

中医诊断;咳嗽(痰浊阻肺)。

西医诊断:急性支气管炎。

治则:化痰平喘。

处方:麻黄 10g,白果 9g,地龙 9g,薏苡仁 30g,杏仁 9g,甘草 6g,桔梗 9g,桑白皮 30g,枇杷叶 9g,白前 10g,地龙 9g,莱菔子 30g,芥子 9g,紫苏子 10g,厚朴 9g,款冬花 10g。

用法:共 7 剂,水煎 400ml,日 1 剂,早晚饭后温服各 200ml。

二诊:2023 年 1 月 5 日。咳嗽好转,喉中痰鸣音,汗多,视物模糊,大便可,小便调。脉弦滑。故调整处方:前方去紫苏子、芥子、地龙、白果,加金银花 30g、木蝴蝶 6g、浮小麦 30g、牡蛎 30g、麻黄根 10g。继服 14 剂。

三诊:2023 年 1 月 12 日。咳嗽好转,纳可,寐稍差,二便调。故调整处方:去木蝴蝶、浮小麦、白前、桔梗、厚朴、牡蛎、麻黄根,加水牛角 10g、钩藤 10g、首乌藤 10g、磁石 30g、龙齿 30g、茯神 10g、瓜蒌 12g。继服 7 剂。

按语:许师认为,患者痰浊阻肺,肺气壅闭,不得肃降,郁而化热,故可见咳嗽,咳大量黄痰,舌淡红,苔黄腻,脉弦滑。本案使用方剂以定喘汤为基础方加减,治以宣肺化痰、止咳平喘为法。明代万全《万氏秘传片玉心书·哮喘门》言"哮喘其证有二,不离痰火"。方用麻黄宣肺散邪以平喘,白果敛肺定喘而祛痰,共为君药,一散一收,既可加强平喘之功,又可防麻黄耗散肺气。现代药理学研究指出,麻黄中的麻黄碱及麻黄挥发油可降低血管壁通透性,减轻支气管黏膜水肿。《神农本草经》谓杏仁"主咳逆上气"。杏仁亦主入肺经,味苦降泄,肃降兼宣发肺气而能止咳平喘,为治咳喘之要药,随证配伍可用于治疗多种咳喘病证。方中以紫苏子、杏仁、厚朴、芥子、莱菔子、款冬花降气平喘,止咳祛痰。白前,归肺经,泻肺降气,化痰止嗽。桔梗宣肺祛痰,既可以辅以麻黄宣肺,又可祛痰,为臣药。枇杷叶清肺化痰止咳。地龙有清热利尿、平喘之功,现代药理学研究指出,地龙可解热镇痛抗炎,提高机体免疫力。薏苡仁健脾去湿,脾健则湿自除,痰自化。现代药理学研究指出,薏苡仁提取物薏苡仁蛋白具有抗炎症活性作用,薏苡仁甲醇提取物具有广谱的抑菌活性。桑白皮清泻肺热,止咳平喘。以上共为佐药。《名医别录》谓甘草"温中下气,烦满短气,伤脏咳嗽""解百药毒"。甘草可以调和诸药。诸药合用,使肺气宣降,痰热得清,风寒得解,则喘嗽痰多诸症自除。二诊中患者咳嗽好转,但汗多,考虑患者体内仍留有余邪,加之久咳伤气,气虚无权,气失固摄。故去紫苏子、芥子、地龙、白果,加金银花、木蝴蝶、浮小麦、牡蛎、麻黄根,以疏散余邪,敛汗固表。三诊患者诸症均有明显好转，寐稍差，故方中加入水牛角、钩藤、首乌藤、磁石、龙齿、茯神等，以镇静、养心安神。纵观全方，有宣肺化痰、理气止咳之效。

病案 16

李某，女，46 岁，2023 年 7 月 13 日初诊。

患者自诉时胸闷、气短，咳嗽，咳大量黄痰，寐差，大便稍干，小便调，舌质红，苔黄腻，脉滑数。

中医诊断：咳嗽（痰热郁肺）。

西医诊断：急性支气管炎。

治则：清热化痰，宣肺降气。

处方：法半夏 10g，地龙 9g，白果 9g，麻黄 9g，杏仁 9g，甘草 6g，款冬花 10g，桑白皮 30g，枇杷叶 10g，瓜蒌 10g，川贝母 10g，黄芩 10g，莱菔子 30g，紫苏子 10g。

用法：共 7 剂，水煎 400ml，日 1 剂，早晚饭后温服各 200ml。

二诊：2023 年 7 月 20 日。患者自诉时有胸胁部胀满，急躁易怒，咳嗽，咳少量黄痰，寐差，二便调。故调整处方：在原方的基础上加北柴胡 10g、川楝子 10g、大腹皮 10g、青黛 6g、化橘红 10g、首乌藤 10g、合欢花 10g。继服 7 剂。

三诊：2023 年 7 月 27 日。患者自诉时有乏力、纳差，大便稀溏，脉滑。故调整方药，在二诊基础上去化橘红、青黛，加陈皮 10g、薏苡仁 30g。继服 7 剂。

按语：许公认为，本病由患者素体多痰，肺气壅闭，不得宣降，郁而化热所致。故见患者出现咳嗽，咳大量黄痰。肺气壅闭，失于宣降，气逆而发为咳嗽、气短等。治宜宣肺降气，止咳平喘，清热祛痰。方用定喘汤加减。麻黄宣肺平喘，白果敛肺定喘，二者共为君药。瓜蒌、川贝母、地龙、莱菔子等降气平喘，止咳祛痰，共为臣药。桑白皮、黄芩清泻肺热。款冬花、法半夏、杏仁及紫苏子降气化痰。甘草调和诸药。枇杷叶具有清肺止咳、降逆止呕的功效，主要含有黄酮类、三萜酸类、有机酸类、挥发油类等化学成分，具有抗炎、祛痰、止咳、抗肺纤维化、抗氧化、降血糖、抗肿瘤、止呕等药理作用。二诊中，患者时有胸胁部胀满，急躁易怒，咳嗽，咳少量黄痰，寐差，二便调。考虑为肝郁化热证。故在二诊中加入北柴胡、川楝子、大腹皮、青黛、化橘红、首乌藤、合欢花等疏肝清热、理气化痰、安神之品。三诊中患者时有乏力、纳差，大便稀溏，脉滑之象。考虑与患者久病脾虚、气血乏源密切相关，故加入薏苡仁、陈皮等健脾之品。全方以宣肺降气、清热化痰为主，疗效佳。

病案 17

赵某，男，25 岁，2019 年 12 月 13 日初诊。

患者自诉咳嗽、咳痰 1 个月余，反复咳嗽，咳白色黏液痰，后逐渐变黄，量少，不易咳出，恶风，汗出不多，稍有头痛，咽部微红，纳、寐欠佳，二便调。舌红苔薄白，脉浮数。

中医诊断：咳嗽（风热袭表证）。

西医诊断：急性支气管炎。

治则：辛凉解表，清宣肺气。

处方：金银花 30g，桑叶 10g，苦杏仁 10g，连翘 10g，白前 10g，桔梗 9g，枳实 10g，枇杷叶 10g，薄荷 10g，芦根 10g，甘草 6g。

用法：共 7 剂，水煎 400ml，日 1 剂，早晚饭后温服各 200ml。

二诊：2019 年 12 月 20 日。患者诉咳嗽等不适症状明显好转，守方继服 7 剂。

三诊：2019 年 12 月 27 日。服药 7 剂后，诸症悉愈。

按语：许师云，本病证属风热袭表，由风热袭表，热郁肌腠，卫表失和，肺失清肃所致。治则辛凉解表、清宣肺气，仿银翘散合桑菊饮之意用药，方中金银花、连翘、薄荷清热解毒、解表热；苦杏仁、枳实、桔梗清降肺气；桑叶、枇杷叶润肺止咳；芦根专治咳嗽咳痰；佐以甘草调和诸药。全方共奏解表、宣肺之效。

病案 18

王某，男，56 岁，2020 年 3 月 31 日初诊。

患者咳嗽，咳少量黄白痰，时感烧心、反酸，胃脘嘈杂不适、闷胀，纳可，夜寐安，二便调。上述症状反复发作3年余，曾查胸部X线片示两肺纹理紊乱。既往有慢性胃炎、反流性食管炎病史多年。舌质淡红，舌苔薄白稍腻，脉弦细。

中医诊断：咳嗽（肝胃失和，胃气上逆）。

西医诊断：急性支气管炎。

治则：疏肝理气，和胃降逆。

处方：瓦楞子30g，赭石30g，海螵蛸30g，莱菔子30g，蒲公英30g，旋覆花10g，木香10g，陈皮10g，前胡10g，苦杏仁10g，紫苏子10g，芥子10g，枇杷叶9g，甘草6g。

用法：共7剂，水煎400ml，日1剂，早晚饭后温服各200ml。

二诊：2020年4月7日。患者诸症状稍好转。续服20余剂，始见反酸减少，咳嗽止。随访半年咳嗽无复发。

按语：《素问·咳论》曰"五脏六腑皆令人咳，非独肺也"，"此皆聚于胃，关于肺"。其虽不言治而治法已寓其中。且有《灵枢·经脉》曰："肺手太阴之脉……还循胃口，上膈属肺。"许师认为，此类咳嗽，先有胃肠疾病，后生咳嗽，既无表证，当求内因。所谓诸脏先伤，后传于肺，标见于肺，而其本在胃也。治疗上当以肺为标，胃为本；止咳为标，降逆为本；胃气降则肺气自降，肺气降而咳嗽自止，即所谓降肝胃而寓宁肺。治疗时应当以和胃降逆为大法，辅以宣降肺气、止咳化痰之品。经中药及饮食的调治，获效颇著。

第二节　喘证

病案1

雷某，男，62岁，2016年6月28日初诊。

诉反复咳、痰、喘10年，有慢性支气管炎病史10年，1周前上述症状明显加重。症见：咳嗽、咳痰，痰呈黄白相间泡沫痰，伴憋气，纳可，二便正常，寐可，双下肢无浮肿。舌质红，苔白腻，脉偏滑。

中医诊断：喘证（脾失健运，肺失宣降）。

西医诊断：慢性阻塞性肺疾病。

治则：健脾利湿，宣肺止咳。

处方：地龙 9g，白果 9g，细辛 2g，鱼腥草 30g，冬瓜子 30g，麻黄 9g，杏仁 6g，甘草 6g，款冬花 10g，桑白皮 30g，枇杷叶 10g，白前 10g，桔梗 6g，瓜蒌 10g，紫苏子 10g，金银花 30g。

用法：共 7 剂，水煎 400ml，日 1 剂，早晚饭后温服各 200ml。

二诊：2016 年 7 月 6 日。服药后诸症明显改善，咳嗽改善尤为明显，痰白，少量泡沫痰，腹胀不适。舌质红，苔白腻，脉滑。

调整处方：地龙 9g，白果 9g，细辛 2g，鱼腥草 30g，冬瓜子 30g，麻黄 9g，杏仁 6g，甘草 6g，款冬花 10g，桑白皮 30g，枇杷叶 10g，白前 10g，桔梗 6g，瓜蒌 10g，紫苏子 10g，金银花 15g，莱菔子 30g。

用法：共 7 剂，水煎 400ml，日 1 剂，早晚饭后温服各 200ml。

服药后症状好转，上方续服 1 个月，症状消失，随访 1 年症状明显改善。

按语：中医学认为肺主气，司呼吸，主宣发肃降，痰湿壅肺，肺失宣降，肺气胀满，呼吸不利而致喘，因此祛痰降逆、宣肺平喘就是本方治疗的精髓所在。方中重用桑白皮为君，桑白皮性寒，味甘，归肺经，可泻肺平喘；白果、款冬花、枇杷叶、紫苏子为臣，均为止咳平喘之药。君臣相伍共同调节肺脏之气机。另配伍瓜蒌清热涤痰，宽胸散结。桔梗苦辛而性平，善于宣肺止咳，白前辛苦微温，长于降气化痰，两者协同，一宣一降，以复肺气之宣降。麻黄辛温，宣肺平喘，《本草正义》曰"麻黄轻清上浮，专疏肺郁，宣泄气机"，杏仁苦温，宣利肺气以平喘咳，二者相配宣降相因。佐以地龙清热平喘，鱼腥草清热解毒，祛风散寒，温肺祛痰，冬瓜子润肺化痰，金银花清热解毒，凉散风热。另以甘草益气和中，调和诸药。诸药相伍以祛痰降逆，宣肺平喘。后患者痰色由黄白转白，故调整金银花剂量减半，且患者伴随腹部胀满不适，考虑患者脾湿生痰，上渍于肺，壅遏肺气，故见咳嗽、咳痰，且患者年迈，脾胃虚弱，运化失司故见腹胀不适，故加莱菔子消食导滞，使气行则痰行。

病案2

宋某，男，45岁，2019年1月16日初诊。

咳喘反复发作10余年，每年均在夏、秋、冬季节交替之际发作，近期患者症状加重，现症见：气喘，吸气困难，咳嗽、痰白量多，鼻塞、流清涕，夜间不能平卧，大便偏干，2～3日一行。查舌质红，舌苔白厚欠津，脉滑。

中医诊断：喘证（肺脾肾不足，痰浊阻肺）。

西医诊断：慢性阻塞性肺疾病。

治则：清肺化痰，兼以补气。

处方：瓜蒌15g，法半夏10g，浙贝母10g，旋覆花10g，葶苈子15g，桃仁10g，茯苓15g，黄连10g，熟大黄2g，党参10g，白豆蔻10g。

用法：共7剂，水煎400ml，日1剂，早晚饭后温服各200ml。

一周后，二诊：咳喘症状减轻。后随证加减，先后加鹿衔草、薤白、莱菔子等，调理月余后咳喘症状缓解。

按语：许师在应用健脾法治疗咳喘时，根据患者体质强弱、病程长短、病情轻重、刻下症状等予以不同选药组方。在体实邪实时，可用峻力祛痰、泄痰、降痰的法则，体弱邪实则用化降、疏化、温化等手段以理脾化痰，当正气已衰，则用扶正、补益、强心、温和等法，同时少用化痰理气之品。

病案3

江某，女，50岁，2022年12月20日初诊。

患者因感冒后咳嗽咯痰色白量多，痰质黏稠成块，咯吐不利，咽喉异物感，嗳气较多，胸闷，胃脘部不适，泛吐酸水，呃逆，不易消化，大便次数多，每次量少。舌质暗红，舌苔薄白，脉沉细滑。

中医诊断：喘证（痰湿壅肺）。

西医诊断：慢性阻塞性肺疾病。

治则：祛湿化痰，清肺止咳。

处方：紫苏子 10g，芥子 9g，莱菔子 30g，炙麻黄 10g，杏仁 9g，炙甘草 6g，款冬花 10g，桑白皮 30g，枇杷叶 9g，白前 10g，桔梗 6g，金银花 30g，冬瓜子 30g。

用法：共 7 剂，水煎 400ml，日 1 剂，早晚饭后温服各 200ml。

服药 7 剂后诸症明显改善。

按语：《杂病源流犀烛》说“人自初生，以至临死，皆有痰……而其为物，则流动不测，故其为害，上至颠顶，下至涌泉，随气升降，周身内外皆到，五脏六腑俱有。试罕譬之，正如云雾之在天壤，无根底，无归宿，来去无端，聚散靡定。火动则生，气滞则盛，风鼓则涌，变怪百端，故痰为诸病之源，怪病皆由痰成也”。痰邪致病，可引起多种症状。痰浊阻滞在胸部，胸部的阳气不展，可见胸闷。痰浊内盛，土壅木郁，肝胃不和，则胃脘部不适，泛吐酸水，呃逆，不易消化。本例以咯痰为主症，痰色白，质黏而量多，明显属于痰证。虽症状多，但都由痰而成。因此，许师选用二子养亲汤为主，以燥湿化痰，降气消食。炙麻黄、杏仁、白前、桔梗、桑白皮、枇杷叶、款冬花、冬瓜子共奏止咳化痰平喘之功，只要痰湿祛除，气机畅通，病能获痊愈。辨证准确、用药得当，是取得效果的关键。

病案 4

雷某，男，62 岁，2019 年 11 月 1 日初诊。

患者自诉既往喘证病史多年，每于冬季发作较甚，发作持续不已，稍有咳嗽、咳白黏痰，量少，喉中稍有痰鸣，纳、寐可，二便调。舌红苔白腻，脉濡滑。

中医诊断：喘证（痰湿壅肺）。

西医诊断：慢性阻塞性肺疾病。

治则：祛痰降逆，宣肺平喘。

处方：地龙 9g，白果 9g，细辛 2g，鱼腥草 30g，冬瓜仁 30g，炙麻黄 9g，苦杏仁 9g，甘草 6g，款冬花 10g，桑白皮 30g，枇杷叶 10g，白前 10g，桔梗 6g，瓜蒌 10g，紫苏子 10g，金银花 30g。

用法：共 7 剂，水煎 400ml，日 1 剂，早晚饭后温服各 200ml。

二诊：2019 年 1 月 8 日。服药 7 剂后，气喘减轻，咳嗽、咳痰明显，大便稀，3～4 次 /d，纳、寐可。在前方基础上改桔梗为 9g、瓜蒌为 12g、炙麻黄 10g。

三诊：2019 年 1 月 15 日。服药 7 剂后，气喘明显减轻，咳嗽减轻、少痰，前方继服 14 剂，随访患者 1 个月，患者诉上述症状明显改善。

按语：许师云，本案病机为痰浊、外邪壅遏肺气，而致肺气宣降不利。方中地龙、白果定喘，金银花、鱼腥草清热解毒、消痈，杏仁、白前、紫苏子降气平喘，桑白皮清泻肺热，款冬花化痰，炙麻黄宣通肺气，枇杷叶润肺化痰，冬瓜仁、瓜蒌清降肺气，佐以桔梗载药上行。诸药合用，升中有降，清中有润，共奏祛痰、降逆、平喘之效。

病案 5

雷某，男，62 岁，2020 年 5 月 7 日初诊。

患者 10 日前感冒后咳嗽反复不愈，痰白，喉中痰鸣，微恶风寒。舌苔白，脉滑。

中医诊断：喘证（痰湿壅肺）。

西医诊断：慢性阻塞性肺疾病。

治则：宣肺降气，清热化痰。

处方：地龙 6g，白果 6g，炙枇杷叶 6g，炙麻黄 9g，杏仁 9g，白前 10g，桔梗 6g，苏子 10g，细辛 2g，金银花 30g，款冬花 10g，桑白皮 30g，瓜蒌 10g，鱼腥草 10g，冬瓜子（打）30g，甘草 6g。

用法：共 3 剂，水煎 400ml，日 1 剂，早晚饭后温服各 200ml。

3 剂后症状明显改善，守方继服 7 剂而愈。

按语：清代林珮琴《类证治裁·喘证》云“实喘责在肺，虚喘责在肾”，亦云“喘由外感者治肺，由内伤者治肾”。患者外感风寒，经久不愈，入里化热，肺气壅闭，肺失宣降，故咳嗽。许师云，方用白果、炙麻黄宣肺平喘，杏仁、苏子、款冬花等降气平喘，化痰止咳，桑白皮等清泻肺热，金银花清热解毒。

第三节　久咳

病案1

沙某，女，68岁，2016年3月18日初诊。

患者自诉近1年来干咳，胸闷、心慌不适，腹部胀满，双下肢浮肿，纳可，寐安，二便可。舌质红舌苔黄腻，脉滑。

中医诊断：久咳（肺肾亏虚）。

西医诊断：慢性支气管炎。

治则：滋补肺肾。

处方：地龙6g，细辛2g，白果9g，炙麻黄9g，杏仁9g，甘草6g，款冬花10g，桑白皮30g，枇杷叶9g，紫苏子10g，芥子9g，莱菔子30g，白前10g，桔梗9g，瓜蒌10g，厚朴9g。

用法：共7剂，水煎400ml，日1剂，早晚饭后温服各200ml。

二诊：2016年3月28日。服药7剂后，干咳较前略改善，但双下肢仍浮肿。舌质红，舌苔黄，略腻，脉滑。

处方：地龙9g，细辛2g，白果9g，炙麻黄9g，杏仁9g，甘草6g，款冬花10g，桑白皮30g，枇杷叶9g，紫苏子10g，芥子9g，莱菔子30g，白前10g，桔梗9g，瓜蒌10g，厚朴9g，益母草30g，车前子30g，冬瓜皮30g。

用法：共7剂，水煎400ml，日1剂，早晚饭后温服各200ml。

三诊：2016年4月5日。上方继服7剂后，患者初诊不适症状明显好转，腹胀症状改善。舌质红，舌苔薄黄，脉滑。

处方：地龙9g，细辛2g，白果9g，炙麻黄9g，杏仁9g，甘草6g，款冬花10g，桑白皮30g，枇杷叶9g，紫苏子10g，芥子9g，白前10g，桔梗9g，瓜蒌

10g，益母草30g，车前子30g，冬瓜皮30g。

用法：共7剂，水煎400ml，日1剂，早晚饭后温服各200ml。

四诊：2016年4月12日。患者不适症状明显好转，双下肢浮肿症状改善。舌质淡红，舌苔薄白，脉滑。

处方：地龙9g，细辛2g，白果9g，炙麻黄9g，杏仁9g，甘草6g，款冬花10g，枇杷叶9g，紫苏子10g，芥子9g，白前10g，桔梗9g，瓜蒌10g。

用法：共7剂，水煎400ml，日1剂，早晚饭后温服各200ml。

服药后诸症状明显改善。

按语：《灵枢·本神》曰"肺藏气，气舍魄，肺气虚则鼻塞不利，少气，实则喘喝胸盈仰息"。故本方用地龙清肺平喘、清热利尿；细辛解表散寒，祛风止痛，通窍，温肺化饮；白果敛肺气，定喘嗽；炙麻黄外开郁闭，宣畅肺气；杏仁降气止咳平喘，润肠通便；甘草祛痰止咳，缓急止痛，调和诸药；款冬花润肺下气，化痰止咳；桑白皮泻肺平喘，利水消肿；枇杷叶清肺止咳，和胃降逆，止渴；紫苏子降气消痰，止咳平喘，润肠通便，芥子化痰逐饮，散结消肿；莱菔子消食除胀，降气化痰；白前降气，消痰，止咳；桔梗宣肺，利咽，祛痰，排脓；瓜蒌清热涤痰，宽胸散结；厚朴燥湿消痰，下气除满。纵观全方，降气、平喘、宣肺、化痰，为利水化饮之良方。二诊患者双下肢仍浮肿，加冬瓜皮、益母草、车前子以疏风利水。三诊患者腹胀明显缓解，去莱菔子，继予宣肺平喘。四诊患者不适症状明显好转，双下肢浮肿症状改善，去益母草、车前子、冬瓜皮，继服7剂，巩固疗效。

病案2

贾某，女，61岁，2019年2月14日初诊。

咳嗽咳痰1个月，加重伴气短3天。患者自诉1个月前受凉后出现咳嗽，咳痰色白、量少、质黏、不易咯出，有时呈泡沫样或痰中带血，3天前患者上述症状加重伴有气短，怕冷，多汗，牙龈出血，视物不清，纳食欠佳，夜寐尚可，二便调。舌淡红，苔白腻，脉弦滑。

中医诊断:久咳(痰湿蕴肺,损伤肺络)。

西医诊断:慢性支气管炎。

治则:清热燥湿,化痰止咳。

处方:金银花30g,冬瓜子30g,川贝母3g,蜜麻黄9g,苦杏仁9g,甘草6g,款冬花10g,桑白皮30g,枇杷叶9g,白前10g,桔梗9g,瓜蒌10g,芦根30g,槐花30g,薏苡仁30g,化橘红10g。

用法:共7剂,水煎400ml,日1剂,早晚饭后温服各200ml。

二诊:2019年2月21日。患者咳嗽、咳痰稍有好转,仍出汗多,故在前方基础上改蜜麻黄为瓜蒌12g,去化橘红、槐花,加紫苏子10g。继服7剂。

三诊:2019年2月28日。上述症状均好转,仍稍有咳嗽、气短,舌质淡红,苔薄白,脉弦细,去芦根、川贝母、薏苡仁,加芥子9g。继服7剂。

按语:许师认为,湿痰咳嗽是咳嗽病的一种常见证候,多因饮食生冷过度,伤及脾阳,或素体肾阳虚,复感寒湿之邪,使脾失健运,聚湿生痰,上渍于肺,肺失宣降,发为痰湿咳嗽,故见咳嗽、咳痰、气短等不适症状。痰湿内阻,阻碍阳气的运行,故见怕冷、多汗;痰湿内聚,导致脾胃升降失调,气机紊乱,故可见纳食欠佳;痰湿内蕴,蕴久化热,损伤血络或脾不统血,导致牙龈出血。

本病例以清热燥湿,化痰止咳为法。方中蜜麻黄发汗解表,宣肺平喘,为君药。现代药理学研究发现麻黄除了具有平喘、利尿等作用外,还具有抗炎作用。苦杏仁降气化痰,为臣药,以助君药平喘之力。枇杷叶、款冬花润肺下气、止咳化痰;桑白皮不仅可以泻肺平喘、利水消肿,还可以活血祛瘀、祛风止痛;桔梗宣肺排脓、清利咽喉、祛痰止咳,可以增强吞噬细胞的吞噬能力,起到抗炎的作用;瓜蒌清热化痰、宽胸散结、润肠通便;金银花清热解毒,能抑制多种病菌,有很强的消炎解毒作用,还能止血清热,降压降脂,抑制脑血栓形成,可提高免疫力,显著增强白细胞的吞噬功能,有效提高人体的抗病能力;冬瓜子利尿消肿,止咳润肺,清热泻火;川贝母润肺化痰,清热散结;芦根清热生津,除烦止呕、利尿;槐花清肝泻火,凉血止血;薏苡仁利水渗湿,健脾止泻,舒筋除痹;化橘红祛痰止咳,理气,消积化滞。诸药共为佐药。甘草补脾益气、镇咳化痰、抗炎抗过敏、缓解疼痛,调和诸药。二诊患者咳嗽、咳痰稍有好转,仍出汗多,故在前方基础上改蜜麻黄为瓜蒌,去化橘红、槐花,加紫苏子以降气消痰、止咳平喘,继服7剂。三诊患者上述症状均好转,仍稍有咳嗽、气短,舌质淡红,苔薄白,脉弦细,去芦根、川贝母、薏苡仁,加芥子温肺化饮、利气散结、通络止痛,继服7剂。

病案3

李某,男,60岁,2019年10月28日初诊。

咳嗽咳痰1个月,伴口干、口苦3天。患者自诉1个月前受凉后出现咳嗽,咳痰色白、量多,气促、乏力等不适症状,3天前患者上述症状加重伴有口干、口苦,咽部不适,胃脘部胀痛不舒,视物不清,纳食尚可,夜寐欠佳,二便调。舌淡红,苔白腻,脉弦滑。

中医诊断:久咳(痰湿蕴肺)。

西医诊断:慢性支气管炎。

治则:宣肺化痰,除湿平喘。

处方:地龙9g,白果9g,细辛2g,炙麻黄10g,苦杏仁9g,甘草6g,款冬花10g,桑叶10g,枇杷叶10g,白前10g,桔梗9g,瓜蒌10g,金银花30g,木蝴蝶9g,胖大海9g。

用法:共7剂,水煎400ml,日1剂,早晚饭后温服各200ml。

二诊:2019年11月6日。患者上述诸症均稍好转,但大便稍干,每日一行,故在前方基础上改细辛为2.5g,加番泻叶3g。继服7剂。

三诊:2019年11月13日。上述症状均好转,舌质淡红,苔薄白,脉弦细,前方不变,继服7剂。

按语:许师认为,湿痰咳嗽是咳嗽病的一种常见证候,痰湿内阻,阻碍中焦,津液失布则口干、口苦、胃脘部胀痛不舒;痰湿之邪阻络,使得全身困乏。本病例主方为宣肺平喘汤方,治以宣肺、止咳、平喘为法。方中炙麻黄宣肺平喘，白果敛肺定喘，一开一收，皆为止咳喘要药，共以为君。现代药理学研究发现麻黄除了具有平喘、利尿等作用外，还具有抗炎的作用；而白果对呼吸系统的作用，研究发现，给小鼠腹腔注射白果乙醇提取物，可使呼吸道酚红排泌增加，似有祛痰作用，对离体豚鼠气管平滑肌表现有微弱的松弛作用。地龙始载于《神农本草经》，味咸，性寒，归肝、脾、膀胱经，具有平肝息风、清热止痉、平喘、通络、利尿之效。现代药理学研究发现其可对抗组织胺、毛果芸香碱引起的支气管收缩，提高豚鼠对组胺反应的耐受力。杏仁、木香降气化痰，为臣药，以助君药平喘之力。细辛温肺化饮；枇杷叶、款冬花润肺下气，止咳化痰；桑叶不仅可以疏散风热、润肺化痰、平肝明目、凉血解毒，还可以降低血液黏度，起到预防心脑血管疾病的作用，并且其中含有一种脱皮固酮的成分，可以促脱皮活性的物质，能促进人体蛋白质的合成，加快细胞生长，刺激真皮细胞的分裂，从而起到滋养皮肤、改善皮肤粗糙的作用，让肌肤光滑有弹性；白前降气、消痰、止咳；桔梗宣肺排脓、清利咽喉、祛痰止咳，可以增强吞噬细胞的吞噬能力，起到抗炎作用；瓜蒌清热化痰，宽胸散结，润肠通便；金银花清热解毒，能抑制多种病菌，有很强的消炎解毒作用，还能止血解热，降压降脂，抑制脑血栓形成，也可以提高免疫力，能显著增强白细胞的吞噬功能，有效提高人体的抗病能力。以上诸药共为佐药。甘草补脾益气、镇咳化痰、抗炎抗过敏、缓解疼痛，调和诸药。因患者咽部不适，故用木蝴蝶清肺利咽、止咳、抗炎、抗菌、抗癌，胖大海清肺润肺，利咽开音、润肠通便以缓解患者咽喉部不舒、咳嗽、咳痰。诸药合用，共理宣肺化痰、除湿平喘之效。二诊时患者上述诸症均稍好转，但患者大便稍干，日一行，故在前方基础上改细辛为 2.5g 以增强温肺化饮之功，加番泻叶以泻热行滞、通便利水。三诊时上述症状均好转，舌质淡红，苔薄白，脉弦细，前方不变，继服 7 剂。

病案 4

马某，女，72 岁，2019 年 11 月 7 日初诊。

患者慢性支气管炎病史 10 年，加重 1 周。症见：咳嗽、咳痰，咳大量黄色黏痰，口干、咽干，鼻流清涕，二便调。舌质红，舌苔黄燥，脉滑数。

中医诊断：久咳（痰热壅肺）。

西医诊断：慢性支气管炎。

治则：清肺泄热，化痰止咳。

处方：地龙6g，白果6g，细辛2g，炙麻黄9g，苦杏仁9g，甘草6g，冬瓜子30g，款冬花10g，枇杷叶9g，芦根30g，桔梗6g，桑白皮10g，白前10g，瓜蒌10g。

用法：共7剂，水煎400ml，日1剂，早晚饭后温服各200ml。

二诊：2019年11月14日。咽干、鼻流清涕症状基本消失，咳嗽、咳痰较前改善，故继续口服前方。

三诊：2019年11月22日。偶有咳嗽、咳痰，效不更方，继服以巩固疗效。

按语：《明医杂著·咳嗽》云"治法须分新久虚实。新病风寒则散之，火热则清之，湿热则泻之。久病便属虚、属郁，气虚则补气，血虚则补血，兼郁则开郁，滋之、润之、敛之则治虚之法也"。许师认为，咳嗽若迁延不愈，病程较长者，多兼气喘，此时在宣肺开闭方中加用虫类药物搜剔络脉可获得较好效果，虫类药在治疗方面也起到了祛风解痉止咳、祛痰逐瘀通络、增强免疫力的作用，拟地龙白果细辛汤化裁。方中地龙为君，具有下行利水、活血通络、解痉止喘之效。细辛辛温，芳香走窜，能宣通肺窍、解外束之邪、制地龙之寒，为臣。与地龙相伍，意在一宣一降、一温一寒，相得益彰。细辛与三拗汤之麻黄均偏宣肺开闭，故加性涩之白果，既能增强平喘作用，还敛肺降气，防止麻、辛发散太过而耗伤肺气，意在一宣一降，一开一合。佐以冬瓜子清肺化痰，为许师治疗咳嗽必配之味。白前、款冬花、枇杷叶、苦杏仁主降，肃肺降气化痰，共为使。桔梗主升，开肺气，意在引经，载药上行，以达华盖之灶，力有专攻。桑白皮泻肺平喘。瓜蒌味甘、苦，性寒，归肺、胃、大肠经，具有清肺化痰之效。甘草祛痰止咳，调和诸药。诸药合用，解痉通窍，降气化痰，平喘止咳，使痰消挛解，肺气得以宣降，咳喘自平。

第四节　肺岩

病案 1

余某，男，68岁，2019年5月8日初诊。

患者肺癌病史11年余，现放疗、化疗，使用激素后头部出现痤疮，色红、成片，咳嗽、咳痰，痰色黄白相间，质黏腻，不易咯出，咽部不舒，偶有痰中带血，时感口干、气喘促、乏力等不适症状，纳食欠佳，夜寐欠佳，二便调。查体：舌下静脉曲张，两肺下可闻及湿啰音及哮鸣音。舌暗红，苔厚腻，脉弦滑。

中医诊断：肺岩（痰湿蕴肺，损伤血络）。

西医诊断：肺部恶性肿瘤。

治则：除湿化痰，收敛止血。

处方：金银花30g，木蝴蝶6g，冬瓜仁30g，瓜蒌10g，蜜麻黄9g，苦杏仁9g，甘草6g，款冬花10g，桑白皮30g，枇杷叶10g，白前10g，桔梗9g，仙鹤草10g，白茅根30g，藕节10g，广藿香12g。

用法：共7剂，水煎400ml，日1剂，早晚饭后温服各200ml。

二诊：2019年5月16日。患者咳嗽、咳痰较前好转，但患者仍口干，故在前方基础上去木蝴蝶、广藿香，加芦根30g、细辛2.5g。继服7剂。

三诊：2019年5月22日。患者仍咳嗽、咳痰，症状较前进一步好转，无痰中带血，但仍感气喘，故在前方基础上去仙鹤草、白茅根、藕节，加橘红10g、白果9g、地龙9g。继服7剂。

按语：许师认为，肺癌的发生与患者正气虚损和邪毒入侵有密切的关系，而虚主要指的是阴虚、气虚，而邪实一般指的是气滞血瘀，痰凝毒聚等，所以肺癌在中医当中被认为是一种全身属虚，局部属实的一种疾病，无论是正气内虚、脏腑失调，还是外邪侵肺、寒热太过，均经过肺气膹郁、积聚成痰的病理过程，无痰则无以生肺积，故痰结于肺是肺癌的病理基础。脾为生痰之源，肺为贮痰之器，肺脾气虚，阴阳失和，受于风寒或风热之邪，初未能成积聚，正虚祛邪不力，日久留滞成痰，痰气胶结，乃成肺积，可见咳嗽、咳痰。痰瘀化热，灼伤血脉，则痰中带血。痰湿内阻，阻碍中焦，津液失布则口干，阻于胸中可见气喘促、湿啰音及哮鸣音。痰湿之邪阻络，使得全身困乏，纳食欠佳。肺癌的脏腑病机与肺、脾二脏密切相关，痰结贯穿于肺癌由原发到转移的整个病程。西医治疗肺癌固然短期效果较佳，但是并不是对于所有的患者都适用，因此肺癌的治疗迫切需要一种更加安全高效的治疗方法。中医治疗通过对患者全身调理扶正进而杀伤癌细胞，在缓解症状、调节机体免疫功能、延长生存时间等方面疗效可靠，成为目前应用广泛的肺癌治疗方法。

本病例中，运用金银花清热解毒，抑菌，止血、降压降脂，提高免疫力、增强白细胞的吞噬功能；木蝴蝶清肺利咽、止咳、抗炎、抗菌、抗癌，缓解患者咽喉部不舒、咳嗽、咳痰；苦杏仁降气化痰；瓜蒌、冬瓜仁清热化痰止咳，利湿排脓，宽胸散结；枇杷叶、款冬花润肺下气，止咳化痰；蜜麻黄宣肺平喘，抗炎；白前降气，消痰，止咳；桑白皮宣肺平喘，化痰止咳，利尿祛湿；仙鹤草、藕节补虚，化瘀，收敛止血；白茅根凉血止血，清热利尿；广藿香解暑化湿；桔梗宣肺排脓、清利咽喉、祛痰止咳，可以增强吞噬细胞的吞噬能力，起到抗炎的作用；甘草补脾益气、镇咳化痰、抗炎抗过敏、缓解疼痛，调和诸药。二诊时患者咳嗽、咳痰较前好转，仍口干，故在前方基础上去木蝴蝶、广藿香，加芦根清热泻火、生津止渴、除烦，细辛温肺化饮，继服 7 剂。三诊时患者仍咳嗽、咳痰，症状较前进一步好转，无痰中带血，但仍感气喘，故在前方基础上去仙鹤草、白茅根、藕节，加橘红理气宽中、燥湿化痰，白果敛肺定喘，与麻黄一开一收，皆为止咳喘要药，地龙清热止痉、平喘、通络。

病案 2

余某，男，68 岁，2019 年 6 月 8 日初诊。

发现肺部肿瘤病史半年余，手术治疗后未行放、化疗治疗，现咳嗽，咳黄白相间痰，痰中带血丝，伴气喘。舌红苔黄腻，脉濡。

中医诊断：肺岩（肺失宣肃，痰湿壅肺）。

西医诊断:肺部恶性肿瘤。

治则:宣肺降气,化痰止咳。

处方:金银花 30g,木蝴蝶 6g,冬瓜子 30g,瓜蒌 10g,蜜麻黄 9g,苦杏仁 9g,甘草 6g,款冬花 10g,桑白皮 30g,枇杷叶 10g,白前 10g,桔梗 9g,仙鹤草 10g,白茅根 30g,广藿香 12g,藕节 10g。

用法:共 7 剂,水煎 400ml,日 1 剂,早晚饭后温服各 200ml。

二诊:2019 年 6 月 15 日。患者气喘未见改善,咳白痰居多,有泡沫痰,无明显血丝。上方去木蝴蝶、仙鹤草、白茅根、广藿香、藕节,加芦根 30g、化橘红 10g、白果 9g、细辛 2.5g、地龙 9g。继服 7 剂。

三诊:2019 年 6 月 23 日。无气喘,咳嗽减轻,痰中仍带血丝。上方去化橘红、白果、细辛、地龙,加百部 10g、仙鹤草 10g、藕节 15g。继服 7 剂后咳嗽、咳痰明显减轻。

按语:患者以咳喘为主,以定喘汤加减。用蜜麻黄宣肺平喘,增加润肺止咳功效,为君药。苦杏仁、款冬花降气平喘、止咳祛痰,共为臣药。佐以冬瓜子、瓜蒌、白前降气消痰,桑白皮泻肺平喘,枇杷叶清热化痰,广藿香芳香化湿,金银花、木蝴蝶、桔梗清热解表利咽,白茅根凉血止血,藕节、仙鹤草收敛止血。甘草调和诸药。二诊患者痰中无明显血丝,去凉血止血之药,患者咳喘明显,咳白痰居多,有泡沫痰,增加白果仁敛肺定喘,地龙活血定喘,细辛温肺化饮,化橘红理气宽中、燥湿化痰,芦根养阴生津。三诊患者气喘好转,再次出现痰中带血,去平喘之药,加百部润肺,仙鹤草、藕节收敛止血。

第五章 脾胃系病证

第一节 胃

病案 1

王某,女,38 岁,2019 年 3 月 7 日初诊。

患者既往患有慢性胃炎病史,2 周前始时有出现胃脘部疼痛,畏寒喜暖,得温痛减,偶感腹胀,反酸,口淡不口渴,夜寐可,大便 2~3 日行一次,小便正常。舌质淡红,苔薄白,脉弦紧。

中医诊断:胃络痛(寒邪客胃)。

西医诊断:慢性胃炎。

治则:温胃散寒,行气止痛。

处方:香附 15g,紫苏叶 15g,陈皮 10g,甘草 10g,白术 10g,木香 10g,广藿香 10g,苍术 9g,神曲 10g,生姜 6g,莱菔子 10g,大黄 3g。

用法:共 7 剂,水煎 400ml,日 1 剂,早晚饭后温服各 200ml。

二诊:2019 年 3 月 14 日。胃痛、腹胀、反酸较前好转,口淡不口渴较前减轻,夜寐可,大便 2 日行一次,小便正常。舌淡红,苔薄白,脉弦紧。故调整方药,前方去生姜,加姜黄 10g、大腹皮 10g。

三诊:2019 年 3 月 21 日。无胃痛、反酸,腹胀较前好转,夜寐可,大小便正常。舌淡红,苔薄白,脉弦紧。故守原方继续服药。

按语:许师认为,本病的论述始见于《黄帝内经》。如《素问·六元正纪大论》谓："木郁之发……民病胃脘当心而痛，上支两胁，膈咽不通，食饮不下。"《素问·至真要大论》也说："厥阴司天，风淫所胜……民病胃脘当心而痛。"说明胃痛与木气偏胜，肝胃失和有关。本病病因，初则多由外邪、饮食、情志不遂所致，病因多单一，病机也单纯，常见寒邪客胃、饮食停滞、肝气犯胃、肝胃郁热、脾胃湿热等证候，表现为实证；久则常见由实转虚，如寒邪日久损伤脾阳，热邪日久耗伤胃阴，多见脾胃虚寒、胃阴不足等证候，则属虚证。因实致虚，或因虚致实，皆可形成虚实并见证，如胃热兼有阴虚，脾胃阳虚兼见内寒，以及兼夹瘀、食、气滞、痰饮等。本病的病位在胃，与肝、脾关系密切，也与胆、肾有关。基本病机为胃气阻滞，胃络瘀阻，胃失所养，不通则痛。胃痛的治疗，以理气和胃止痛为基本原则。方中紫苏叶辛温解表，温中行气；香附、陈皮理气畅中；甘草调和诸药；白术、苍术、广藿香健脾燥湿；木香和胃健脾，行气止痛；神曲、莱菔子健脾开胃、降气消食化积；大黄行气通便。诸药合用，共奏温胃散寒、行气止痛之功效。二诊，胃痛、腹胀、反酸较前好转故调整方药，前方去生姜，加姜黄 10g、大腹皮 10g，以行气宽中，温中止痛。三诊：患者诸症状好转，故守原方继续服药。嘱患者防受寒，饮食宜清淡，避免食寒凉食物，禁咖啡、浓茶等刺激性食物，若有不适门诊随访等。

病案 2

李某，女，59 岁，2018 年 11 月 8 日初诊。

患者 3 年前因生活琐事、情绪不佳出现胃脘部疼痛间断发作，近一周因与家人生气，胃脘部疼痛发作，伴嘈杂反酸、呃逆，纳差，大便 2～3 日一行，寐差。既往胃镜检查提示慢性萎缩性胃炎。舌质红，舌苔白根黄，脉弦滑。

中医诊断：胃络痛（肝郁气滞，肝脾不调）。

西医诊断：慢性胃炎。

治则：健脾疏肝，行气止痛。

处方：郁金 20g，厚朴 10g，黄连 10g，黄芩 10g，白及 10g，鸡内金 6g，枳壳 10g，山楂（焦）10g，神曲（炒）10g，麦芽（炒）10g，柴胡 15g，吴茱萸 6g，木香

10g，香附 10g，白芍 10g。

用法：共 7 剂，水煎 400ml，日 1 剂，早晚饭后温服各 200ml。

一周后二诊，患者胃脘部疼痛减轻，嘈杂感消失，但觉口苦，夜寐欠安，大便时干时稀，1～2 日一行。舌质红，舌苔白根黄，脉弦滑。上方去白及、香附，加石菖蒲 10g、首乌藤 10g。

再一周三诊，患者胃脘部疼痛减轻，无嘈杂感，口苦、纳差减轻，夜寐好转，大便时干时稀，每日一行。舌质淡红，舌苔白，脉弦滑。上方加白术 10g、太子参 10g、茯苓 10g、钩藤 10g、炙甘草 10g，去焦山楂、炒神曲、炒麦芽、厚朴。继服 2 周后诸症消失。

按语：肝为刚脏，若忧思恼怒致气郁伤肝，肝木失于疏泄，横逆犯胃，郁火克土，脾虚失健致气机阻滞，故而胃脘疼痛，嘈杂饱满。久病脾胃受伤，脾气不足，运化失职，应用疏肝行气药之后出现大便干结与稀溏交替，待主症减轻后，许师加入健脾利湿之品。方中白芍、吴茱萸、炙甘草和里缓急酸甘化阴入肝；鸡内金消食导滞；木香、香附疏肝理气；白术、茯苓、太子参健脾、运脾；钩藤、石菖蒲平肝。

病案 3

赵某，女，45 岁，2019 年 8 月 7 日初诊。

患者 1 个月前因饮食不当出现胃脘胀痛，恶心嗳气，不思饮食，大便秘结，自服香砂养胃丸、加味保和丸等，便秘症状好转，余症状不减。现症见：胃脘胀痛，恶心嗳气，不思饮食，大便 1～2 日一行。舌质红，舌苔白厚，脉沉滑。

中医诊断：胃络痛（气滞食积）。

西医诊断：慢性胃炎。

治则：理气和胃消积。

处方：焦槟榔 10g，木香 15g，枳壳 10g，山楂 10g，神曲 10g，麦芽 10g，苍术 15g，厚朴 10g，广藿香 15g，黄芩 10g，瓜蒌 30g，莱菔子（炒）15g。

用法：共 7 剂，水煎 400ml，日 1 剂，早晚饭后温服各 200ml。

一周后二诊，症状均消失。

按语：“饮食自倍，肠胃乃伤”，“饮食伤胃，劳倦伤脾”。许师认为本患者为饮食所伤导致饮食停滞之胃实证。治则为理气和胃消积。方中焦槟榔配木香源于张元素用法。张元素认为槟榔味厚气轻，沉而降，阴中阳也。苦以破滞，辛以散邪泄胸中至高之气，使之下行，性如铁石之沉重，能坠诸药至于下极，故治诸气、后重如神也。木香辛温无毒，气热味辛、苦，气味具厚，沉而降，阴也。可除肺中滞气，以槟榔为使治中、下二焦气结阻滞失于转运。现代研究证实二药有很强的促进肠胃运动作用。

病案 4

钱某，女，76 岁，2019 年 8 月 29 日初诊。

患者胃胀痛、嗳气、呃逆，胃痛尤甚，反酸，无恶心呕吐，腹胀，大便干，3～4 日一行，如羊粪，夜寐欠安、多梦、易醒，曾查胃镜提示慢性胃炎伴多发息肉。舌暗苔黄，脉弦滑。

中医诊断：胃络痛（胃气不和）。

西医诊断：慢性胃炎。

治则：和胃止痛。

处方：香附 10g，乌药 6g，陈皮 9g，木香 10g，大腹皮 10g，厚朴 9g，槟榔 12g，枳实 9g，大黄 6g，火麻仁 30g，莱菔子 30g，川楝子 9g，旋覆花 10g，赭石 30g，紫苏梗 10g，瓦楞子 30g。

用法：共 7 剂，水煎 400ml，日 1 剂，早晚饭后温服各 200ml。

二诊：2019 年 9 月 6 日。诸症好转，原方再服 1 周后停药。

按语：脾胃的受纳运化，中焦气机的升降，有赖于肝之疏泄，《素问·宝命全形论》所说的“土得木而达”即是这个意思。所以病理上就会出现木旺克土，或土虚木乘之变，以致胃气失和，胃气阻滞，即可发为胃痛。本方中香附疏肝解郁，陈皮、木香理气和中，川楝子理气止痛，嗳气频作，可加旋覆花，降气解郁。诸药合用，共奏疏肝理气、和胃止痛之效。气滞腹胀者，加厚朴、大腹皮;大便干,形如羊粪加以火麻仁、槟榔、大黄泻下通便。

病案5

谭某,女,52岁,2019年11月18日初诊。

患者胃胀、胃痛、反酸不适,凌晨常因疼痛影响睡眠,纳差,寐欠安,二便调。舌质红,舌苔薄黄,脉沉细。

中医诊断:胃络痛(肝气犯胃)。

西医诊断:慢性胃炎。

治则:疏肝理气,和胃止痛。

处方:柴胡10g,香附10g,乌药9g,白芍10g,陈皮10g,木香10g,大腹皮10g,槟榔10g,厚朴9g,枳壳10g,川楝子9g,延胡索10g。

用法:共7剂,水煎400ml,日1剂,早晚饭后温服各200ml。

按语:《杂病源流犀烛·胃病源流》谓“胃痛,邪干胃脘病也……唯肝气相乘为尤甚,以木性暴,且正克也”。许师指出:脾胃的受纳运化,中焦气机的升降,有赖于肝之疏泄,《素问·宝命全形论》所说的“土得木而达”即是这个意思。肝气犯胃,治以疏肝理气、和胃止痛。方中柴胡辛、苦,凉,主入肝胆,功擅条达肝气而疏郁结,用为君药。香附辛、苦而微温,专入肝经,长于疏肝理气,并有良好的止痛作用,助柴胡以解肝经之郁滞,增行气活血止痛之效,为臣药。陈皮、枳壳、木香理气行滞调中,白芍、乌药养血柔肝止痛,俱为佐药。大腹皮、槟榔、厚朴、川楝子理气;延胡索止痛。诸药相合,共奏疏肝理气、和胃止痛之功。

病案6

李某,男,46岁,2019年7月16日初诊。

患者自诉反复胃脘部胀痛,痛连两胁,嗳气稍舒,稍有胸闷、呕恶、口干,纳、寐可,大便稍干,小便调。舌红,苔黄腻,脉弦滑。

中医诊断:胃络痛(胃气不和,湿阻中焦)。

西医诊断:慢性胃炎。

治则:疏肝和胃,化湿和中。

处方:香附 10g,陈皮 10g,木香 10g,大腹皮 10g,槟榔 10g,厚朴 9g,枳实 10g,莱菔子 30g,薏苡仁 30g,苍术 10g,降香 9g,佛手 10g,苏梗 10g,旋覆花 10g,赭石 30g,土茯苓 10g。

用法:共 7 剂,水煎 400ml,日 1 剂,早晚饭后温服各 200ml。

二诊:2019 年 7 月 23 日。服药 7 剂后,胃脘部疼痛减轻,稍有胃脘部怕冷,大便正常,舌红苔薄腻,脉细弦。原方基础上加良姜 10g。

三诊:2019 年 7 月 31 日。服药 7 剂后胃脘舒,无不适。

按语:许师云,本病病机为肝郁气滞,木郁土壅,脾胃失于升降,则气机不行,壅阻胃络,故而疼痛。治疗原则为疏肝和胃,化湿和中。经云:"肝欲散,急食辛以散之。"故疏肝常用辛香之品,既能理气,散肝郁,又能调理脾胃气机,故而方取香附、枳实、槟榔、木香、大腹皮;大便稍干,舌红,苔黄腻,脉弦滑,乃腑气不通、浊气内阻之象,故投以厚朴、莱菔子;胸闷、呕恶乃浊气壅阻中焦,故予陈皮、薏苡仁、苍术燥湿化痰;降香、佛手理气解郁而不伤阴;投以旋覆花、赭石、苏梗以降逆。诸药合用,共奏疏肝、柔肝、化湿和中之功。

病案 7

李某,女,35 岁,2022 年 3 月 14 日初诊。

患者自诉恶心欲呕,胃脘部胀痛不适,时有呃逆,无胸闷、胸痛,无反酸烧心,无发热,二便调,寐欠安。舌质暗,苔白腻,脉弦细。

中医诊断:胃络痛(胃气不和)。

西医诊断:慢性胃炎。

治则:理气和胃止痛。

处方:旋覆花 10g,赭石 30g,紫苏梗 10g,瓦楞子 30g,陈皮 10g,薏苡仁 30g,木香 10g,大腹皮 10g,莱菔子 30g,半夏 10g,乌药 10g,炙甘草 10g,金银花 30g,人参 10g,大枣 10g,生姜 15g。

用法:共 7 剂,水煎 400ml,日 1 剂,早晚饭后温服各 200ml。

二诊:2022 年 3 月 21 日。胃脘胀痛、呃逆均较前好转。仍有寐差,二便调。故调整处方:在前方基础上加龙胆 10g、千里光 10g、首乌藤 10g、磁石 30g、合欢花 10g,减金银花、瓦楞子、紫苏梗。继服 7 剂。

三诊:2022 年 3 月 28 日。呃逆较前好转,胃脘稍胀痛,夜寐尚可,二便调。故调整方药,在前方基础上去旋覆花、赭石、半夏。继服 7 剂。

按语:许公认为,久伤脾胃,脾胃虚弱,胃气郁滞,故可见患者胃脘胀痛不适、脉弦细;胃气上逆,失于和降,故则呃逆;脾虚生湿,故可见苔白腻;《黄帝内经》曰“胃不和则卧不安”,故寐差。

方选旋覆代赭汤加减。方中旋覆花性温,能下气降逆;赭石,质重而沉降,善镇冲逆。旋覆花、赭石共为君药。陈皮理气健脾,调中;莱菔子,味辛、甘,性平,归脾、胃、肺经,具有消食除胀、降气化痰之功。陈皮、莱菔子共为臣药,既能补益脾胃之气,又能理气。紫苏梗能理气宽中;现代药理学指出,紫苏梗具有解热、抗菌作用。半夏化痰散结,和胃降逆。大腹皮味辛,性微温,归脾、胃、大肠、小肠经,具有下气宽中、利水消肿之功效;现代药理指出,大腹皮具有兴奋胃肠道平滑肌、促胃肠动力、促进纤维蛋白溶解、杀绦虫等作用。木香,行气止痛、调中行滞;现代药理学指出,木香可抑制肠道微生物活性。瓦楞子主要功效是消痰化瘀,制酸止痛。生姜于本方用量独重,寓意有三:一为和胃降逆以增止呕之效,二为宣散水气,三可制约赭石的寒凉之性,使其镇降气逆而不伐胃。人参、炙甘草、大枣益脾胃,补气虚,扶助已伤之中气,为佐使之用。薏苡仁,健脾除湿。胃虚气滞长久则可致郁而化热,故方中应用金银花,金银花中富含多种功能性成分,在抗炎解热、抗菌、抗病毒、抗氧化、免疫调节、降血脂、降血糖及保肝利胆等方面可发挥良好功效。二诊中患者胃胀较前好转,仍持续寐差,故去前方金银花、瓦楞子、紫苏梗,加首乌藤、磁石、合欢花等,加强安神之功效。三诊患者诸症好转,故在前方基础上去旋覆花、赭石、半夏。全方补而不滞,具有理气、和胃、止痛的功效。

病案 8

韩某,女,62 岁,2022 年 4 月 6 日初诊。

患者自诉胃痛,活动后加重,口苦,口干,纳差,小便量少,大便调,寐欠安,时有腹痛,时有关节疼痛,无双下肢浮肿。舌质稍红,苔滑,脉滑。

中医诊断:胃络痛(脾虚湿盛)。

西医诊断:慢性胃炎。

治则:益气健脾,利水渗湿。

处方:鸡内金 9g,薏苡仁 30g,陈皮 10g,金钱草 10g,木香 10g,莱菔子 30g,冬瓜皮 30g,木瓜 10g,伸筋草 9g,玉米须 30g,葶苈子 10g,茯苓 10g,川牛膝 10g,栀子 9g,郁金 10g,瓜蒌 10g。

用法:共 7 剂,水煎 400ml,日 1 剂,早晚饭后温服各 200ml。

二诊:2022 年 4 月 13 日。患者自诉口干,无口苦,腰部困乏,偶有胸闷、心前区疼痛,二便调。故调整处方:去冬瓜皮、玉米须、葶苈子、茯苓、郁金、木瓜、伸筋草,加延胡索 10g、女贞子 10g、丹参 10g、墨旱莲 9g、狗脊 10g、桑寄生 10g、杜仲 10g。继服 7 剂。

三诊:2022 年 4 月 21 日。患者自诉腰困,活动后稍有气短,寐安,二便调。故调整处方:加羌活 10g、独活 10g、地龙 9g、白果仁 9g。继服 7 剂。

按语:许公认为,本病多由脾虚湿盛所致,治疗以益气健脾、利水渗湿为主,兼以利胆。脾胃为后天之本,气血生化之源,脾胃气虚,受纳与健运乏力,则纳差;脾虚失运,湿浊内生,故可见口干、小便量少;脾主肌肉。脾为肺之母,脾胃一虚,肺气先绝,故见气喘;脾胃虚弱,肝旺乘脾,故可见口苦。脾胃虚弱,气血乏源,心血亏虚,不能濡养心神,故可见寐欠安。

本方中薏苡仁与陈皮为君。薏苡仁,归脾、胃、肺经,味甘、淡,性凉,有利湿健脾、舒筋除痹、清热排脓、解毒散结之功效。陈皮,味辛、苦,性温,归脾、肺经,主要有理气、燥湿两种功效,能调理脾胃气机,健脾消痰。茯苓为臣药,味甘、淡,性平,具有利水渗湿、健脾、宁心的功效,《神农本草经》将其列入

“轻身益气,不老延年”的“上品”。鸡内金,消食运脾、固精止遗、化坚消石,多用于食积不化、消化不良、小儿疳积。现代药理学研究证实,鸡内金具有调节消化系统功能的作用。木香,消食运脾、固精止遗、化坚消石,多用于食积不化、消化不良、小儿疳积。莱菔子,具有消食除胀、降气化痰的功效。患者出现口干、口苦、便少,皆是津液不循常道,化为水湿,水湿内蕴,郁而化热。全方应用大量利尿通淋药,如冬瓜皮、葶苈子、玉米须、金钱草等,湿去亦有助于脾健,两者互为相补。川牛膝具有逐瘀通经、通利关节、利尿通淋之功效,在本方中既可加强祛湿之功,又可以利关节。栀子,其性寒,味苦,无毒,主归心、肺、三焦经,具有凉血解毒、清热利尿之功效。郁金性寒,味辛、苦,归肝、心、肺经,具有活血止痛、行气解郁、清心凉血、利胆退黄等功效。瓜蒌,始载于《神农本草经》,具清热涤痰、宽胸散结、润燥滑肠之功效,主治肺热咳嗽、痰浊黄稠、胸痹心痛、结胸痞满、乳痈、肺痈、肠痈和大便秘结。木瓜,具舒筋活络,和胃化湿之功效,用于湿痹拘挛、腰膝关节酸重疼痛、转筋挛痛、脚气水肿等。伸筋草,味微苦、辛,性温,归肝、脾、肾经,具有祛风除湿、舒筋活络的功能。患者关节疼痛,考虑与湿邪困于关节有关,故选伸筋草与木瓜,一则祛湿,二则利关节。

二诊中,患者口苦消失,有口干,腰部困乏、胸闷、心前区疼痛等症状,考虑与气机不畅相关,故全方去祛湿剂,加大行气药物。三诊中患者自诉腰困,考虑与络脉不通密切相关。故在原方的基础上加强通经络之药。全方共奏健脾益气、利水渗湿之功。

病案9

李某,女,59岁,2023年1月31日初诊。

患者间断性胃脘部隐痛,时有腹胀,喜温喜按,头晕,面色萎黄,手脚心冰凉,大便溏稀,小便频数。舌质暗,苔白稍腻,脉弱,纳差,寐欠安。

中医诊断:胃络痛(脾胃虚寒)。

西医诊断:慢性胃炎。

治则:健脾和胃,温中散寒。

处方:莱菔子 30g,黄芪 10g,薏苡仁 30g,延胡索 9g,白术 10g,大腹皮 10g,槟榔 10g,首乌藤 10g,磁石 30g,蝉蜕 6g,桂枝 10g,生姜 10g,高良姜 10g,香附 10g,炙甘草 10g,白芍 9g。

用法:共 7 剂,水煎 400ml,日 1 剂,早晚饭后温服各 200ml。

二诊:2023 年 2 月 7 日。患者头晕,口干,双下肢酸困、双下肢仍有冰凉,腰困,但胃脘部疼痛、大小便等不适均好转。舌质淡红,苔白,脉弱。故调整处方:去香附,加当归 10g、牛膝 10g。继服 7 剂。

三诊:2023 年 2 月 13 日。患者自述上述症状明显好转,原方继服 7 剂。

按语:许公曰,患者多因素体虚寒、外邪犯胃、饮食不节等致脾阳不足,出现胃脘隐痛、时有腹胀、喜温喜按、纳呆、大便溏薄等。中医以"温""补"立法,方选黄芪建中汤加减。

本方中,黄芪健脾益气,是益气生血之良品,为君药。桂枝辛散温阳,炙甘草补益脾胃,生姜温暖脾胃。研究显示,黄芪能增加机体抵抗力,具有抗氧自由基作用,同时还能保护血管内皮细胞,改善微循环。白芍具有抗缺血、镇痛作用,能清除氧自由基。脾虚易生湿,薏苡仁具健脾利湿之功。香附辛散,有疏肝解郁、调经止痛、理气调中之功,加强益气健脾功能。延胡索性温,味辛、苦,入心、脾、肝、肺经,是活血化瘀、行气止痛之妙品。大腹皮、莱菔子、槟榔均能消食。现代药理学指出,槟榔碱能使交感神经及胆碱 M 受体兴奋,具有增加唾液分泌、出汗和兴奋及促胃肠道蠕动的作用,有助于消化,与香附共用可强化理气活血作用。高良姜味辛,性热,有散寒止痛、止呕的作用,可助桂枝温暖脾胃。白术补脾益气,建立中焦之气。磁石、首乌藤、蝉蜕均有安神之功效。全方既能辛甘化阳,又能酸甘化阴,共奏健脾益气、祛寒止痛、和里缓急之功,达到脾胃健运、溃疡愈合的目的;二诊中患者自诉头晕,口干,双下肢酸困、双下肢仍有冰凉,腰困,但胃脘部疼痛、大小便等不适均好转,考虑与患者久病体虚,脾胃为后天之本,脾胃虚弱则气血生化乏源,失去濡养有关。

故加当归 10g、牛膝 10g、熟地黄 10g 以滋补。三诊中患者诸症好转，故继服原方。全方以健脾和胃，温中散寒为主。

病案 10

杨某，女，26 岁，2023 年 8 月 21 日初诊。

患者女性，目前处于哺乳期，现症见胃脘部嘈杂，时有隐痛，恶心欲呕，伴手足心汗出，口干，时有神疲乏力，时有寐差，大便干，小便调。舌红，苔少，脉虚数。

中医诊断：胃络痛（阴虚火旺）。

西医诊断：慢性胃炎。

治则：滋阴降火。

处方：竹叶 9g，知母 10g，生地黄 10g，生石膏 30g，女贞子 10g，墨旱莲 9g，玉竹 10g，石斛 10g，麦冬 10g，五味子 10g，青蒿 10g，地骨皮 10g，牡丹皮 10g，薏苡仁 30g，天花粉 10g。

用法：共 7 剂，水煎 400ml，日 1 剂，早晚饭后温服各 200ml。

二诊：2023 年 8 月 28 日。患者自诉手足心汗出、大便干均好转，夜寐差，入睡困难，易惊醒，乳少，双侧乳房胀痛，易激怒。舌质暗，苔薄白，脉沉滑。故调整处方：加柴胡 10g、枳壳 10g、磁石 30g、合欢花 10g、远志 10g、茯神 10g、酸枣仁 10g。继服 7 剂。

三诊：2023 年 9 月 4 日。患者自诉诸症好转，故不更方。

按语：许公认为本病由阴虚内热引起，虚热内扰，故可见胃脘部隐痛、寐差；虚热内扰，胃气失和，胃气上逆，故可见恶心欲呕；《伤寒明理论》云“胃主四肢，手足汗出者，阳明之证也”。阴虚热自内生，扰动阴液，迫其津液外泄于四肢而见手足心汗出。脾胃阴亏，虚热内扰，大便干，舌红少苔，脉虚数。

方选青蒿鳖甲汤加减。方中用竹叶、生石膏清气分热，除烦止呕，为君药；知母，苦寒质润，滋阴清热，现代药理指出，知母具有抗病原微生物、抗炎、降血糖等功效；青蒿，苦辛而寒，其气芳香，清热透络；生地黄甘寒，滋阴凉血；

牡丹皮，泻血中伏火，现代药理亦指出，牡丹皮具有降血糖、抗动脉粥样硬化、抗菌消炎等一系列功效；玉竹，其性微寒，味甘，具有养阴润燥、生津止渴之功，与生石膏、知母、天花粉等品同用，共收清热生津之效；地骨皮，甘寒，归肺、肝、肾经，石斛，其味甘，归肾、胃经，具有益胃生津、滋阴清热功效；五味子，甘、酸，温，归心、肾经，具有益气生津、补肾宁心功效，酸能生津，可与麦冬、天花粉等同用。方中女贞子，甘苦而凉，善于滋补肝肾之阴；墨旱莲甘酸而寒，补益肝肾之阴。二者皆性平，补益肝肾，补而不腻，在滋阴清热的同时不忘顾护先天之阴。

二诊中患者胃脘部时有隐痛、手足心汗出等症状均较前好转，但夜寐差，入睡困难，易惊醒，乳少，双侧乳房胀痛，易激怒，故二诊调整方药，加入疏肝、镇静、安神之品，如柴胡、磁石、合欢花等。三诊患者诸症均好转，继续当前中药继服 7 剂。全方以滋阴降火为主，辅以安神之法，颇具疗效。

病案 11

郑某，男，21 岁，2019 年 8 月 23 日初诊。

患者诉 1 周前饮食不规律后出现胃脘部隐痛，腹胀、嗳气，时伴有胁肋部疼痛、反酸，进食后症状加重，纳呆，二便可，寐欠安。舌质淡红苔白腻，脉弦。

中医诊断：胃络痛（气滞）。

西医诊断：急性胃炎。

治则：理气和胃。

处方：鸡内金 6g，金钱草 10g，乌药 9g，香附 10g，旋覆花 10g，赭石 30g，陈皮 10g，木香 10g，槟榔 10g，大腹皮 10g，莱菔子 30g，川楝子 9g，薏苡仁 30g。

用法：共 7 剂，水煎 400ml，日 1 剂，早晚饭后温服各 200ml。

二诊：2019 年 8 月 30 日。患者诸症减轻，舌质淡红苔白，脉滑。上方去薏苡仁，加首乌藤 10g。继服 7 剂后痊愈。

按语：本例患者因饮食不节而致胃失和降，方中旋覆花性温而能下气消痰，降逆止嗳，是为君药。赭石质重而沉降，善镇冲逆，为臣药。香附为理气之要药，陈皮燥湿理气，鸡内金健脾开胃，金钱草清热，木香、槟榔、大腹皮、莱菔子理气和胃，薏苡仁健脾利湿。二诊时症状好转，去薏苡仁，加首乌藤养心安神。

病案 12

于某，女，46 岁，2020 年 4 月 7 日初诊。

患者胃脘部隐痛 1 周，餐后脘腹胀满、反酸、嗳气，口干、口苦，近几日口腔溃疡，纳呆，寐可，小便调，大便干。舌质暗红舌苔浮黄，脉细弦。

中医诊断：胃络痛（肝失疏泄）。

西医诊断：慢性胃炎。

治则：疏肝行气。

处方：茵陈 10g，栀子 9g，大黄 6g，莱菔子 30g，鸡内金 10g，金钱草 10g，虎杖 10g，枳壳 10g，青皮 10g，木香 10g，青黛 6g，淡竹叶 9g，薏苡仁 30g。

用法：共 7 剂，水煎 400ml，日 1 剂，早晚饭后温服各 200ml。

服药 7 剂，复诊时胃脘部不适明显减轻，胃痛少发，仍觉口干、口苦，内热未清，故加黄芩 10g，再服一周后悉症均减。

按语：本病案处方为茵陈蒿汤加减，为治疗湿热黄疸之常用方，《伤寒论》用其治疗瘀热发黄，《金匮要略》以其治疗谷疸。本病病因皆因肝失疏泄，肝气郁滞，阻碍气机，以致湿热壅滞中焦。湿热壅结，气机受阻，故胃脘部隐痛，餐后脘腹胀满一周，反酸、嗳气，大便干。治宜清热利胆。方中重用茵陈为君药，本品苦泄下降，善能清热利湿，药理学研究证实其有利胆、保护肝功能、解热、抗炎等作用。臣以栀子清热降火，通利三焦，助茵陈引湿热从小便而去。佐以大黄泻热逐瘀，通利大便，导瘀热从大便而下，通浊气。虎杖利胆，青黛兼顾口腔溃疡，加之枳壳、青皮、木香宽中进食，药到病除。

病案 13

黄某，男，45 岁，2019 年 3 月 11 日初诊。

患者胃脘部间断疼痛 1 年，在外院查无痛胃镜肠镜确诊为十二指肠球部溃疡，予艾司奥美拉唑镁肠溶片等药物治疗后症状缓解不明显。现症见：胃脘部间断疼痛，饥时明显，时有反酸，易疲劳，纳少，寐欠安，大便溏，每日 2 次，小便调。查舌质淡暗，舌苔薄白，脉濡。

中医诊断：胃络痛（脾胃两虚，气滞水停）。

西医诊断：慢性胃炎。

治则：健脾化湿，行气止痛。

处方：党参 10g，白术 10g，陈皮 10g，茯苓 10g，延胡索 10g，瓦楞子（煅）30g，白芍 10g，川楝子 10g，黄芩 10g，砂仁 6g，枳壳 10g，生甘草 6g。

用法：共 7 剂，水煎 400ml，日 1 剂，早晚饭后温服各 200ml。

1 周后二诊，患者反酸减轻，仍有胃脘部隐痛，余症状未明显改善。予上方加淫羊藿 10g、山药 10g、枸杞子 10g、香附 10g、木香 10g、补骨脂 10g。后调治 1 个月余，胃脘部疼痛未再发作，纳可，寐安，大便调，诸症明显改善。

按语：白术健脾，为许师治疗脾虚时必用之药；脾虚重症的用人参 2～4g，一般情况用党参 10～20g，有热象的用太子参 10～30g，偏阴虚的用西洋参；有湿邪的加用苍术。健脾的同时应注意使用行气药配伍，即“补脾不忘行滞”，可预防补益脾气药物所致的壅滞。如上述药后疗效不明显的，加用淫羊藿、肉苁蓉、枸杞子等补肾之药，脾肾同治。

病案 14

聂某，男，72 岁，2019 年 4 月 10 日初诊。

患者诉进食后自感胃脘部胀满 1 周，胃部反酸，偶有疼痛，小便正常，大便不成形，日行一次。舌暗红，苔薄白，脉弦滑。

中医诊断：胃络痛（胃气不和，肝郁气滞）。

西医诊断：慢性胃炎。

治则：温中和胃，理气疏肝。

处方：陈皮 10g，木香 10g，大腹皮 10g，厚朴 10g，枳实 10g，砂仁 10g，莱菔子 10g，鸡内金 30g，金钱草 30g，薏苡仁 30g，桑枝 10g，伸筋草 10g，槟榔 10g。

用法：共 7 剂，水煎 400ml，日 1 剂，早晚饭后温服各 200ml。

二诊：2019 年 4 月 17 日。无反酸，胃脘部胀满较前好转，肩胛部发凉，小便正常，大便尚可，日行一次。舌暗红，苔薄白，脉弦滑。故前方去鸡内金、金钱草，加淫羊藿 10g、仙茅 10g。

三诊：2019 年 4 月 24 日。胃脘部胀满、肩胛部发凉均好转，纳尚可，小便正常，大便尚可，日行一次。舌暗红，苔薄白，脉弦滑。守原方继续服药。

按语：许师认为，胃痞是由表邪内陷，饮食不节，痰湿阻滞，情志失调，脾胃虚弱等导致脾胃功能失调所致。脾胃同居中焦，脾主升清，胃主降浊，共司水谷的纳运和吸收，清升浊降，纳运如常，则胃气调畅。若因表邪内陷入里，饮食不节，痰湿阻滞，情志失调，或脾胃虚弱等各种原因导致脾胃损伤，升降失司，胃气壅塞，即可发生痞满。胃痞的病机有虚实之分，实即实邪内阻，包括外邪入里，饮食停滞，痰湿阻滞，肝郁气滞等；虚即中虚不运，责之脾胃虚弱。

本案方中用陈皮理气化滞，木香、砂仁、枳实理气消痞，厚朴、大腹皮、莱菔子宽中理气，薏苡仁淡渗利湿，鸡内金消食健脾，金钱草利尿退黄，桑枝、伸筋草通经络、行津液、利关节，槟榔降气行水。全方共奏温中和胃、理气疏肝之功。二诊患者无反酸，胃脘部胀满较前好转，肩胛部发凉，小便正常，大便尚可，日行一次。舌暗红，苔薄白，脉弦滑。故前方去鸡内金、金钱草，加淫羊藿、仙茅以补肾阳、温脾阳、强筋骨。三诊患者诸症好转，故守原方继续服药。嘱患者规律饮食，防止外感受风，禁忌辛辣、生冷食物及浓茶等，适量运动。

病案 15

刘某，女，57 岁，2019 年 7 月 10 日初诊。

患者胃脘部不适、堵闷感半年，遇寒则甚，焦虑，大便干。舌红苔黄腻，脉沉。

中医诊断：胃络痛（寒热错杂）。

西医诊断：慢性胃炎。

治则：和胃降逆，寒热平调。

处方：黄芩 10g，干姜 10g，党参 10g，黄连 10g，大枣 10g，厚朴 10g，苍术 10g，柴胡 10g，赤芍 15g，郁金 10g，白扁豆 15g，泽泻 15g，知母 15g，天花粉 15g，炙甘草 5g。

用法：共 7 剂，水煎 400ml，日 1 剂，早晚饭后温服各 200ml。

外地患者，用药 1 周后无不适症状，自行续服药物 1 个月。1 个月后二诊，症状好转，查舌红苔黄，脉沉。去苍术，改白术为 10g，干姜减为 5g，继服 2 周后症状明显改善。

按语：所谓“痞”，《伤寒论》解释为“心下满而不痛”“按之濡”。《金匮要略》有“呕而肠鸣，心下痞者，半夏泻心汤主之”的记载。该患者胃脘部不适、堵闷感正是所谓“痞”。临床表现寒证与热证并存互见，同时有焦虑的精神症状，正合半夏泻心汤之证，故以之加减成方。中医方剂组合的奥妙之一，便是清热药与补益药相合，寒凉药与温热药相合，发散药与收敛药相合，这称为“相反相成”。本方以黄芩、黄连清热，虽为主药，但若无干姜、党参、炙甘草、大枣的配合，就无法发挥其功效。同时现代研究认为，温热药、补益药能保护和调和胃肠的功能，促进消化液的分泌，提高机体的抵抗力等。

病案 16

李某，女，56 岁，2020 年 1 月 12 日初诊。

患者诉近 1 个月来胃脘部胀满、呃逆、反酸明显，不欲饮食，稍有腹泻，偶有咳嗽、咳痰，无腹痛，纳差，夜寐可。舌红苔薄黄，脉细弦。

中医诊断：胃痞（脾失健运）。

西医诊断：消化性溃疡。

治则：健脾利湿，降逆。

处方：香附 10g，砂仁 6g，陈皮 9g，木香 9g，大腹皮 9g，薏苡仁 30g，山药

10g，神曲 9g，麦芽 9g，山楂 9g，莱菔子 15g，旋覆花 10g，赭石 30g。

用法：共 7 剂，水煎 400ml，日 1 剂，早晚饭后温服各 200ml。

二诊：2020 年 1 月 19 日。服药 7 剂，患者上述症状均改善。

按语：《诸病源候论·诸痞候》云“诸痞者，荣卫不和，阴阳隔绝，脏腑痞塞而不宣通，故谓之痞”。该病病机不外乎中焦气机不利，脾胃升降失职。方中旋覆花、赭石化痰降逆而止呃逆；山楂、神曲、莱菔子、麦芽消食导滞，行气除胀；香附、木香行气疏肝；陈皮、薏苡仁健脾利湿；砂仁、大腹皮行气和胃。诸药合用，共奏健脾利湿、降逆之效。

病案 17

何某，女，27 岁，2023 年 4 月 26 日初诊。

患者咳嗽，咳白色泡沫样痰，自诉胃胀，呃逆，反酸，口苦，右胁肋胀痛，便秘，大便干，三日未解，小便短赤或黄，夜寐差。舌质边红有齿痕，苔白腻，脉弦滑。

中医诊断：胃痞（肝胆湿热）。

西医诊断：慢性胃炎。

治则：清利湿热，通腑泄浊。

处方：茵陈 10g，栀子 9g，大黄 6g（后下），枳实 12g，厚朴 9g，莱菔子 30g，槟榔 12g，大腹皮 12g，陈皮 12g，木香 10g，旋覆花 10g，薏苡仁 30g，赭石 30g。

用法：共 7 剂，水煎 400ml，日 1 剂，早晚饭后温服各 200ml。

服药 7 剂后诸症明显改善。

按语：本病多由外感湿热之邪，或嗜酒，过食肥甘辛辣，湿邪内生，郁久化热所致，或脾胃运化失常，湿浊内生，蕴而化热，阻遏肝胆而成。症见胁肋胀痛，胃胀厌食，口苦，反酸，小便短赤或黄，大便不调，舌质边红有齿痕，苔白腻，脉弦滑等。治宜清利肝胆湿热。方中重用茵陈为君药，本品苦泄下降，善清热利湿。臣以栀子清热降火，通利三焦，助茵陈引湿热从小便而去。佐以大黄泻热逐瘀，通利大便，导瘀热从大便而下。枳实、厚朴配伍大黄取其小承气汤之功，清热润肠通便，莱菔子、槟榔消食除胀，陈皮、大腹皮、木香、旋覆花健脾疏肝理气，薏苡仁除湿，赭石平肝潜阳。综观全方，清利湿热，通腑泄浊，使诸症并除。

病案 18

沈某，女，62岁，2016年7月11日初诊。

患者诉近1年嗳气频频，胃脘怕寒，时有疼痛，食寒凉后加重，右肢麻木，偶有心悸不适，纳尚可，夜寐欠安，多梦，易惊醒，大便可，无头晕，否认既往相关病史。舌质淡，舌苔薄白，脉细弦。既往体健。

中医诊断：胃络痛（胃气不和，心神不宁）。

西医诊断：慢性胃炎。

治则：调和脾胃，宁心安神。

处方：陈皮10g，木香10g，大腹皮10g，槟榔10g，厚朴9g，莱菔子30g，首乌藤10g，磁石30g，龙齿30g，薏苡仁30g，桑枝10g，红花6g，僵蚕9g，蝉蜕6g，蜈蚣6g，水牛角10g。

用法：共7剂，水煎400ml，日1剂，早晚饭后温服各200ml。

二诊：2016年7月19日。服药后右肢仍麻木，嗳气频频。舌质淡，舌苔薄白，脉细弦。

处方：陈皮10g，木香10g，大腹皮10g，水蛭4g，厚朴9g，莱菔子30g，首乌藤10g，磁石30g，龙齿30g，薏苡仁30g，桑枝10g，红花6g，僵蚕9g，蝉蜕6g，蜈蚣6g。

用法：共7剂，水煎400ml，日1剂，早晚饭后温服各200ml。

三诊：2016年7月27日。自觉胃脘部反酸不适，夜寐尚可。舌质淡，舌苔薄白，脉细弦。

处方：陈皮10g，木香10g，大腹皮10g，水蛭4g，厚朴9g，莱菔子30g，首乌藤10g，红花6g，薏苡仁30g，桑枝10g，僵蚕9g，蝉蜕6g，蜈蚣6g，瓦楞子15g。

用法：共 7 剂，水煎 400ml，日 1 剂，早晚饭后温服各 200ml。

用药后症状明显改善。

按语：中医学认为脾胃为后天之本，气血生化之源，胃主收纳，腐熟水谷，主通降，喜润恶燥，既需阳气蒸化，亦需津液濡润，邪气困阻，阳虚失煦，胃气郁滞，胃失和降，则胃络痛，故当以调和脾胃为主，辅以宁心安神。方中重用陈皮、木香、大腹皮为君，陈皮辛香走窜，温通苦燥，入脾、胃经，有行气、除胀、燥湿之功，木香辛行苦泄温通，芳香气烈，能通理三焦，尤善行脾胃之气滞，大腹皮辛散，入脾、胃、大肠经，能行气导滞，宽中理气；槟榔、厚朴、莱菔子、薏苡仁为臣，槟榔、厚朴均消积行气，莱菔子消食除胀，降气化痰，薏苡仁利水渗湿，健脾止泻；另辅以首乌藤、磁石、龙齿宁心安神，僵蚕、蜈蚣通络止痛，水牛角清热解毒，凉血定惊，蝉蜕疏散风热，息风止痉，桑枝祛风湿，通经络，行水气，红花活血祛瘀，通经止痛。诸药合用理气活络止痛。二诊患者右肢仍麻木，故加水蛭血肉有情之品以破血，逐瘀，通经；三诊患者自觉胃脘部反酸不适，考虑患者中焦脾胃虚损，磁石、龙齿虽能宁心安神，但脾胃运化不足，且患者睡眠改善，故去此两味药物加瓦楞子，此药在《山东中草药手册》记载可"制酸止痛，治溃疡病"。

病案 19

阿某，女，67 岁，2019 年 10 月 8 日初诊。

胃痞病史 3 年。症见：食欲不振，纳食差，难以消化，进食后胃部胀满不适，口干、口苦，渴喜热饮，呃逆，反酸，头晕，夜寐一般，二便调，日一行。舌质淡，舌苔白腻，脉濡滑。

中医诊断：胃痞(胃气不和，胃气上逆)。

西医诊断：慢性胃炎。

治则：健脾和胃，行气降逆。

处方：陈皮 12g，木香 10g，大腹皮 10g，厚朴 9g，枳实 12g，槟榔 12g，枳壳 12g，佛手 12g，莱菔子 30g，旋覆花 10g，赭石 30g，瓦楞子 30g，丁香 1g，香附

12g，乌药 9g，川楝子 9g。

用法：共 7 剂，水煎 400ml，日 1 剂，早晚饭后温服各 200ml。

二诊：2019 年 10 月 14 日。呃逆症状明显缓解，夜寐欠佳，故前方去丁香，加酸枣仁 30g。

三诊：2019 年 10 月 22 日。上述症状皆不明显，继服。

按语：《证治汇补·呃逆》云“治当降气化痰和胃为主，随其所感而用药。气逆者，疏导之”。方中木香、乌药解郁顺气，枳壳、槟榔宽中行气，陈皮理气健脾，大腹皮下气宽中，枳实破气消积、化痰散痞，佛手理气和胃，莱菔子行气除胀，川楝子疏肝解郁，旋覆花性温而能下气消痰、降逆止嗳，赭石质重而沉降，善镇冲逆，瓦楞子消痰化瘀、制酸止痛，香附行气，丁香温中降逆。

病案 20

关某，女，49 岁，2019 年 5 月 6 日初诊。

反酸、烧心 1 年，时有心悸，怕热，纳可，寐可，小便调，大便略干。既往慢性胃炎病史多年。舌质红，边有齿痕，舌苔薄黄，脉弦。

中医诊断：胃痞（肝胃不和）。

西医诊断：慢性胃炎。

治则：疏肝和胃。

处方：黄连 10g，黄芩 10g，瓦楞子（煅）30g，郁金 10g，白芍 10g，柴胡 10g，甘草 6g，白术（炒）10g，茯苓 10g，海螵蛸 10g，川楝子 6g，大黄 6g，砂仁（后下）6g。

用法：共 7 剂，水煎 400ml，日 1 剂，早晚饭后温服各 200ml。

1 周后复诊，症状好转，守方继服 1 周，后又根据患者症状、舌脉变化，去海螵蛸、川楝子、砂仁等药，加旋覆花、香附、栀子等药。调治 2 个月后症状明显改善。

按语：反酸症状多为肝侮脾胃而“曲直作酸”。其中肝旺者酸重，脾虚者酸轻。舌象是五脏病变之外候，舌边齿痕不能一概视为脾虚，舌胖而体软色淡者属脾虚，舌胖而色赤体充者为脾胃之热。故治疗本患者当以清脾胃之热、疏肝、理气为法。

病案 21

向某，女，47 岁，2023 年 6 月 16 日初诊。

患者自诉稍口干，恶心欲呕，呃逆，胃脘胀痛，右腿痛，无胸闷、胸痛，无反酸烧心，无发热，寐差，二便调。舌质暗，苔白腻，脉弦细。空腹血糖：3.1mmol/L。

中医诊断：胃痞（胃气不和证）。

西医诊断：慢性胃炎。

治则：理气和胃。

处方：旋覆花 10g，赭石 30g，紫苏梗 10g，瓦楞子 30g，陈皮 10g，薏苡仁 30g，木香 10g，大腹皮 10g，莱菔子 30g，香附 10g，乌药 10g，川楝子 10g，金银花 30g，紫花地丁 10g，败酱草 30g，蒲公英 30g。

用法：共 7 剂，水煎 400ml，日 1 剂，早晚饭后温服各 200ml。

二诊：2023 年 6 月 21 日。胃脘胀痛，呃逆均较前好转，寐差，空腹血糖 5.80mmol/L，餐后血糖 12.0mmol/L。故调整处方：在前方基础上加龙胆 10g、千里光 10g、地榆炭 10g、首乌藤 10g、磁石 30g，减紫花地丁、蒲公英、败酱草、瓦楞子、紫苏梗，继服 7 剂。

三诊：2023 年 6 月 30 日。呃逆较前好转，胃脘稍胀痛，夜寐尚可，二便调。空腹血糖 7.0mmol/L，餐后血糖 6～10mmol/L。故调整方药，在前方基础上去旋覆花、赭石、川楝子、乌药。继服 7 剂。

按语：许公认为，久伤脾胃，脾胃虚弱，胃气内滞，则胃脘胀痛、脉弦细；胃气上逆，则呃逆；脾虚生湿，故可见苔白腻；《黄帝内经》曰“胃不和则卧不安”，故寐差。

方中旋覆花下气降逆，赭石，质重而沉降，善镇冲逆，陈皮理气健脾，调中。莱菔子消食除胀、降气化痰。陈皮、莱菔子共为臣药，既能补益脾胃之气，又能理气。紫苏梗能理气宽中。香附具有疏肝理气、调经止痛之功效。大腹皮味辛，性微温，归脾、胃、大肠、小肠经，具有下气宽中、利水消肿之功效。木香，行气止痛、调中行滞。现代药理指出：大腹皮具有兴奋胃肠道平滑肌、促胃肠动力、促进纤维蛋白溶解、杀绦虫等作用；香附挥发油能够提高大鼠胃肠动力生物活性，同时促进小肠平滑肌细胞增殖；木香具有抑制肠道微生物活性。瓦楞子主要功效是消痰化瘀，制酸止痛，对于慢性胃炎，许公善于应用运用瓦楞子，疗效确切。薏苡仁健脾除湿。胃虚气滞，长久则可致郁而化热，故方中应用金银花、蒲公英等寒凉之品。金银花性寒味甘，归肺、心、胃经，可以泻胃热；金银花中富含多种功能性成分，在抗炎解热、抗菌、抗病毒、抗氧化、免疫调节、降血脂、降血糖及保肝利胆等方面可发挥良好功效。二诊中患者胃胀较前好转，仍持续寐差，故去前方紫花地丁、蒲公英、败酱草、瓦楞子、紫苏梗，加首乌藤、磁石等，加强安神之功效。三诊患者诸症好转，故在前方基础上去旋覆花、赭石、川楝子、乌药。全方补而不滞，具有理气、和胃、止痛的功效。

第二节　腹胀

病案 1

王某，女，64 岁，2014 年 8 月 19 日初诊。

患者自诉腹胀、寒热往来、易躁、嗳气频频、潮热汗出，纳、寐可，二便调。既往慢性胃炎病史。舌质红，舌苔薄黄腻，脉弦而数。

中医诊断：腹胀（脾胃虚弱）。

西医诊断：慢性肠炎。

治则：益气健脾。

处方：旋覆花 10g，赭石 30g，薏苡仁 30g，土茯苓 10g，陈皮 10g，木香 10g，大腹皮 10g，槟榔 10g，厚朴 9g，枳实 10g，莱菔子 30g，大黄 6g，金钱草

10g，青蒿 10g，地骨皮 10g，浮小麦 30g。

用法：共 7 剂，水煎 400ml，日 1 剂，早晚饭后温服各 200ml。

二诊：2014 年 8 月 27 日。服药后嗳气频频略改善，余未见好转，餐后自觉腹胀明显，两胁胀满。舌质红，舌苔薄黄腻，脉弦。

处方：旋覆花 10g，赭石 30g，薏苡仁 30g，土茯苓 10g，陈皮 10g，木香 10g，大腹皮 10g，槟榔 10g，厚朴 9g，枳壳 10g，莱菔子 30g，大黄 6g，金钱草 10g，青蒿 10g，地骨皮 10g，浮小麦 30g，建曲 10g，山楂（炒）10g，麦芽（炒）10g。

用法：共 7 剂，水煎 400ml，日 1 剂，早晚饭后温服各 200ml。

服药后症状明显改善。

按语：《灵枢·师传》曰“胃中寒则腹胀，肠中寒则肠鸣飧泄”。方中薏苡仁利水渗湿，健脾止泻，旋覆花、赭石重镇降逆，健胃祛寒，土茯苓祛风通络，利湿泄浊，陈皮理气健脾，燥湿化痰，木香行气止痛，健脾消食，大腹皮行气宽中，行水消肿，槟榔消积，行气，利水，厚朴燥湿消痰，下气除满，枳实破气消积，莱菔子消食除胀，降气化痰，大黄平胃，下气，除痰实，青蒿截疟，退黄，地骨皮治虚劳潮热盗汗，肺热咳喘，浮小麦除虚热，止汗，利水、除胀，退虚热，故病得解。二诊中患者自觉餐后腹胀不适，考虑脾胃虚弱，若饮食过饱或纳食油腻后可见腹胀明显，故加建曲、炒山楂、炒麦芽以消食和胃，同时作行气除满之用，考虑患者首诊后症状略有改善，且自觉两胁胀满不适，去枳实加枳壳，其中枳壳与枳实，本为一物，功效相近，然枳实小则性苦而速，枳壳大则性和而缓，是以气在胸中，则用枳壳；气在胸下，则用枳实。气滞则用枳壳，气坚则用枳实，此同中有异。

病案 2

王某，女，58 岁，2019 年 11 月 12 日初诊。

诉肠癌术后反复腹胀多年，呃逆、嗳气，情志不舒，无胃脘部胀痛，无恶心呕吐，口干、口苦，晨起尤甚，时感腹痛，饮食失节时易腹泻，夜寐尚可，食欲不振、纳呆，小便调，大便干。舌红苔白，脉弦细。

中医诊断：腹胀（腑气不通，胆失疏泄）。

西医诊断：慢性肠炎。

治则：理气通腑，疏肝利胆。

处方：薏苡仁 30g，陈皮 10g，大腹皮 10g，木香 10g，厚朴 9g，枳壳 10g，槟榔 12g，川楝子 10g，莱菔子 30g，山药 10g，佩兰 10g，香附 10g，降香 9g。

用法：共 7 剂，水煎 400ml，日 1 剂，早晚饭后温服各 200ml。

二诊：2019 年 11 月 19 日。诉盗汗明显，一诊症状明显好转，故加青蒿 10g、地骨皮 10g，再服 14 剂悉症明显减轻，原方再服 1 周后停药。

按语：此患者应理气通腑，疏肝利胆。因患者肠癌术后，属于癥瘕范畴，情绪抑郁，肝失疏泄，气机阻滞，不通则痛。又因肝气旺盛，气机升降失调，故而嗳气、呃逆、腹泻均可发生。此方多用健脾祛湿、理气通腑疏肝之品，佐以降香和胃降逆，故药效佳。二诊时患者盗汗明显，为阴虚潮热，青蒿芳香清透，入血分，能清透邪热，退无汗骨蒸；地骨皮清热凉血，善清阴分伏热，治有汗骨蒸。二药合用，增加清热除蒸之力。

病案 3

钟某，女，51 岁，2021 年 7 月 2 日初诊。

患者胃脘不适，腹胀 2 周。伴乏力，头晕头痛，怕冷，偶有腰痛不适，寐欠佳，纳少，大小便尚可。舌质暗红，苔薄白燥，脉沉细。

中医诊断：腹胀（胃气不和，湿瘀阻络）。

西医诊断：急性胃炎。

治则：益气健脾，和胃除胀。

处方：薏苡仁 30g，香附 10g，砂仁 9g，陈皮 6g，木香 6g，大腹皮 6g，槟榔 6g，厚朴 6g，莱菔子 30g，鸡内金 9g，金钱草 10g，牛膝 10g，木瓜 10g。

用法：共 7 剂，水煎 400ml，日 1 剂，早晚饭后温服各 200ml。

二诊:2021年7月9日。胃脘不适,腹胀好转,无明显怕冷、乏力,头晕头痛,面部微黄,偶感腰痛,寐欠佳,纳少,大小便尚可。舌质暗红,苔薄白燥,脉沉细。故前方去砂仁、香附,加首乌藤10g、磁石30g、灯心草10g、百合10g。

三诊:2021年7月16日。无胃脘不适,腹胀好转,头晕头痛好转,尚感腰痛不适,寐尚可,纳少,大小便可。舌质暗红,苔薄白燥,脉沉细。故改牛膝为15g,余药不变,继续口服前方。

按语:方中薏苡仁味甘、淡,归脾、肺、肾经,利水渗湿,健脾止泻,除痹,为君药,现代药理学指出其具有解热、镇静、镇痛、抗炎等作用;香附性平,味辛、甘、苦,归三焦、肝、脾经,疏肝理气,调经止痛,为臣药,现代药理指出其具有抗炎、镇痛、舒张胃肠平滑肌等作用;砂仁性温,味辛,归脾、胃、肾经,用于湿浊中阻、脘痞不饥、脾胃虚寒;陈皮味苦、辛,性温,入脾、胃、肺、大肠经,具有行气燥湿、降逆平喘的功效,用于食积不化、痰饮内停,解腻留香、降逆止呕;莱菔子味辛、甘,性平,归肺、脾、胃经,消食除胀、降气化痰,用于脘腹胀痛、大便秘结,现代药理学表明莱菔子有收缩离体胃、十二指肠平滑肌作用;木香以行气止痛、健脾消食功效,用于胸脘胀痛、食积不消;大腹皮味辛,性微温,归脾、胃、大肠、小肠经,具有下气宽中、利水消肿的作用;木瓜性温,味酸,归肝、脾经,有舒筋活络、和胃化湿的功效;槟榔味苦、辛,性温,归胃、大肠经,功效杀虫消积、行气利水;金钱草味苦,性寒,入膀胱、肾经,清膀胱湿热而利尿,具有清热解毒、散瘀消肿之效;牛膝性平,味甘、酸、苦,入肝、肾经,具有散瘀血、消痈肿的功效。综合全方,益气健脾,化瘀止痛,祛湿利水。二诊:患者胃脘不适,腹胀好转,无明显怕冷、乏力,头晕头痛,脸面部微黄,故前方去砂仁、香附,加首乌藤10g、磁石30g、灯心草10g、百合10g,以清心定惊、镇静安神。三诊患者诸症状好转,尚感腰痛不适,故改牛膝为15g,余药不变,继续口服前方。嘱患者避免寒湿、湿热侵袭,规律清淡饮食,禁忌辛辣,禁浓茶,咖啡和煎炸、油腻食物等。

第三节　呕恶

病案 1

徐某，女，52 岁，2019 年 1 月 4 日初诊。

患者乳腺癌术后 13 年，1 年前复发，在某院化疗 6 次，一直有恶心呕吐，纳呆乏力，胸脘痞闷，便溏，形体偏胖，面色萎黄等临床表现。舌质淡，舌苔白腻，脉缓。

中医诊断：呕恶（脾胃虚弱，湿浊内生）。

西医诊断：乳腺癌术后。

治则：益气健脾，化湿除浊。

处方：党参 10g，白术 10g，茯苓 10g，莲子 10g，白扁豆 10g，山药 10g，薏苡仁 30g，桔梗 10g，陈皮 10g，木香 10g，砂仁 6g，炙甘草 6g。

用法：共 7 剂，水煎 400ml，日 1 剂，早晚饭后温服各 200ml。

二诊：2019 年 1 月 11 日。服药 7 剂后，诸症略改善，但仍诉恶心呕吐，纳差，故上方加竹茹 9g、姜半夏 6g。

三诊：2019 年 1 月 18 日。继服上方 7 剂后，恶心等不适症状较前明显改善，查其舌质淡，舌苔薄白边齿痕，脉缓。但患者诉周身乏力，改山药为 20g。

上方继服 1 个月，症状明显改善。

按语：许师指出，脾为生痰之源，因此脾虚则易生痰湿，湿重则泄泻，因此健脾益气化湿就是本方治疗的精髓所在。参苓白术丸在临床中多用于治疗由脾胃虚弱引起的食欲不振、大便溏泻、身体消瘦、脘腹胀满、精神疲倦、四肢无力等症。本方具有益气健脾、和胃渗湿的功效，重在健脾，其次益气，不仅调理，且治大病；药性中和，甘温且不燥不热，淡润而不腻不寒；对治疗脾虚腹胀、饮食不消、呕吐泄泻、胸脘满闷功效尤为显著。此组方在四君子汤基础上加山药、莲子、白扁豆、薏苡仁、砂仁、桔梗而成。方内党参、白术、茯苓益气健脾渗湿，为君。山药、莲子助君药健脾益气，兼能止泻；白扁豆、薏苡仁助白术、茯苓健脾渗湿。均为臣药。砂仁醒脾和胃，行气化滞，是为佐药。桔梗宣肺利气，通调水道，又能载药上行，培土生金。炙甘草健脾和中，调和诸药，共为佐使。综观全方，补中气，渗湿浊，行气滞，使脾气健运，湿邪得去，故本方实为健脾利湿扶正之良方。二诊患者诸症虽有改善，但仍诉恶心呕吐，纳差，故加竹茹、姜半夏，二者配伍一寒一热，健脾燥湿，和胃止呕力彰。三诊中查其舌淡、苔薄白边齿痕，脉缓，提示中焦痰湿得化，但患者诉周身乏力，考虑患者中焦脾胃之气损伤，加山药用量以补虚弱，益气力，长肌肉，滋补肾阴之功。

病案2

白某，男，7岁，2020年4月20日初诊。

患者3个月前，出现恶心、呕吐、腹胀、胃脘部不适反复发作，就诊于儿童医院，住院完善相关检查后诊断为消化性溃疡，经住院治疗后症状缓解。1个月前患者恶心、呕吐症状再次加重，每于学习时发作，再次就诊于儿童医院，复查胃镜等检查，告知患者家属目前消化性溃疡已痊愈，考虑精神性因素引起呕吐症状，患者家属多方求医后，症状均不能改善。舌质红，舌苔薄黄，脉滑。

中医诊断：呕恶（胆失疏泄，胃失和降）。

西医诊断：消化性溃疡。

治则：疏胆理气，和胃降逆。

处方：鸡内金6g，金钱草6g，陈皮6g，木香6g，槟榔6g，厚朴（姜）6g，大腹皮6g，枳壳6g，薏苡仁10g，莱菔子10g，旋覆花6g，赭石6g，紫苏梗6g，桑叶6g，荷叶6g，竹茹（姜）6g。

用法：共7剂，水煎400ml，日1剂，早晚饭后温服各200ml。

二诊：2020年4月27日。患者症状略有改善，进食水果后症状加重。上方去桑叶、荷叶，加丁香1g、佛手6g，继服7剂。

三诊：2020年5月5日。患者症状明显改善。上方去鸡内金、金钱草，加桑叶 6g、荷叶 6g，继服 7 剂。

随访患者症状已消失。

按语：患者年幼，出现恶心、呕吐症状，属胆失疏泄，胃失和降予旋覆代赭汤加减，疏胆理气，和胃降逆。方中旋覆花性温而能下气消痰，降逆止嗳，为君药。赭石质重而沉降，善镇冲逆，但味苦气寒，故用量稍小，为臣药。佐以陈皮燥湿理气，木香、槟榔、大腹皮、莱菔子、枳壳行气通腑，紫苏梗宽胸理气，竹茹化痰降逆，金钱草清利肝胆湿热，鸡内金消食健胃，桑叶疏散风热，荷叶清凉解暑。许师治疗儿童患者时，药量约为成人的 1/3～1/2，不使用有小毒类药物。小儿脏腑娇嫩，该患儿二诊时进食水果，症状加重，考虑先天不足、后天失养，脾胃虚弱，加丁香温中降逆，温肾助阳。患儿呕吐症状与学习有关，考虑与肝、胆有关，予金钱草利胆的同时，加佛手，佛手味辛、苦、酸，性温，归肝、脾、胃、肺经，疏肝解郁，理气和中，燥湿化痰。患者三诊症状持续减轻，故去鸡内金、金钱草，改予桑叶、荷叶。

病案 3

赵某，男，67 岁，2019 年 2 月 13 日初诊。

患者胆囊恶性肿瘤术后 6 个月，恶心欲呕 3 个月。症见：恶心呕吐、乏力明显，纳差，胃部胀满不适，形体消瘦，面色萎黄，小便调，大便干，5～6 日一行。舌质淡，舌苔白腻，脉缓。

中医诊断：呕恶（脾虚不运，湿浊内阻）。

西医诊断：胆囊恶性肿瘤术后 6 个月。

治则：益气健脾，消积祛湿，兼以通便。

处方：党参 10g，白术 10g，茯苓 10g，砂仁（炙）6g，香附（炙）10g，陈皮 10g，木香 9g，大腹皮 10g，槟榔 10g，莱菔子（炒）30g，火麻仁 30g，神曲（炒）9g，麦芽 9g，山楂（焦）9g，番泻叶 3g，薏苡仁 30g。

用法：共 7 剂，水煎 400ml，日 1 剂，早晚饭后温服各 200ml。

二诊：2019 年 2 月 20 日。患者胃部胀满不适，纳差症状改善，大便调，故去番泻叶、火麻仁,加山药 10g,桔梗 6g,大枣 10g。

三诊:2019 年 2 月 27 日。患者上述症状明显改善,故继续前方口服。

按语:本方乃四君子汤加味而成,以平补脾胃之气为主,即培土生金法的运用。许师认为,方中党参、白术、茯苓益气健脾渗湿,为君药;薏苡仁助白术、茯苓以健脾渗湿,为臣药;更佐以砂仁醒脾和胃、行气化滞,香附行气解郁、理气宽中,陈皮理气健脾,木香、槟榔、大腹皮行气宽中、除胀满,火麻仁润肠通便,神曲、麦芽、山楂消食和胃,番泻叶通便。

第四节 泄泻

病案 1

呼某,男,51 岁,2019 年 6 月 18 日初诊。

患者腹泻 1 个月。患者诉 1 个月前饮酒后受凉出现腹泻,症状时轻时重,现每日大便 3～6 次,质黏腻呈糊状,时有胃脘部胀痛、腹胀,无便血、脓液,纳可,小便调,夜寐欠安。舌淡边有齿痕,苔白,脉沉。

中医诊断:泄泻(脾失健运,湿阻中焦)。

西医诊断:慢性腹泻。

治则:健脾利湿。

处方:白术(炒)10g,山药(炒)10g,防风 10g,白扁豆(炒)30g,薏苡仁(炒)30g,白芍(炒)10g,瓜蒌 10g,丹参 10g,丁香 1g,紫苏梗 10g,大腹皮 10g,煅磁石(先煎)30g,龙齿(先煎)30g。

用法:共 7 剂,水煎 400ml,日 1 剂,早晚饭后温服各 200ml。

二诊:2019 年 6 月 26 日。患者已无胃脘部胀痛、腹胀,每日大便 2～4 次,质黏腻呈糊状,寐差、入睡困难。上方去瓜蒌、丹参、丁香、紫苏梗、大腹皮,加制远志 10g、合欢花 10g、茯神 10g、龙眼肉 10g、炒酸枣仁 10g。继服 7 剂,大便基本正常,每日 1～2 次,成形,夜寐安。

按语：本例患者系饮酒受凉后腹泻，损伤脾胃，脾失健运，生湿化浊，水谷不化精微，清浊不分，混杂而下所致。选方用许师"六炒散"加减治疗，方中以炒白术、炒白扁豆、炒薏苡仁、炒山药健脾。李东垣指出"胃不可不温"，故方中药物炒用以温中。防风、炒白芍解痉止痛。丁香温中焦，散寒邪，紫苏梗、大腹皮行气除滞，瓜蒌化痰饮，丹参活血止痛。"六炒散"临床应用于泄泻效果良好，临证可加减治疗。例如：夏天加藿香或佩兰；舌苔厚腻加土茯苓；湿热下注合葛根芩连汤，或加入秦皮、白头翁清热除湿；中焦虚寒甚者合理中汤，或加入高良姜、干姜等加强温中的作用；久泻加入补骨脂；五更泻合四神丸；四肢不温加制附片。

病案 2

李某，男，46 岁，2019 年 5 月 10 日初诊。

患者 2017 年发生急性胰腺炎，之后上腹部隐痛、腹泻间作，诊断为"慢性胰腺炎"，近 1 个月上腹部隐痛症状明显，每日腹泻 2～3 次，时有水样便，精神不振，乏力、恶心、干呕，纳可，寐差、易醒，小便可。舌淡红边有齿痕，苔白腻，脉细。

中医诊断：泄泻（脾虚湿盛）。

西医诊断：慢性胰腺炎。

治则：健脾利湿。

处方：焦白术 10g，白芍（炒）10g，山药（炒）10g，薏苡仁（炒）30g，白扁豆（炒）10g，炙防风 10g，黄连 9g，广藿香 10g，马齿苋 10g，法半夏 9g，竹茹 10g。

用法：共 7 剂，水煎 400ml，日 1 剂，早晚饭后温服各 200ml。

二诊：2019 年 5 月 17 日。患者已无恶心、腹泻，仍有上腹部隐痛，寐差、易醒。上方去竹茹，加柴胡 9g、黄芩 9g、酸枣仁 10g、合欢皮 10g、炙远志 10g。

继服 7 剂，症状均好转。

按语：泄泻病因虽复杂，但其基本病机变化为脾虚与湿盛，致肠道功能失司，《医宗必读》有"无湿不成泻"之说，治疗本例患者以运脾化湿为大法。中药的炮制中炒炭能够增强药物的收敛止血或止泻的作用。针对腹泻，许师常用多种炒制药物配伍，临床疗效显著。白术被前人誉之为“脾脏补气健脾第一要药”，白术健脾燥湿，同时炒制后止泻作用增强，为君药。炒山药、炒白扁豆健脾止泻，共为臣药。薏苡仁利水渗湿、健脾，白芍养血敛阴止痛，防风祛风解表、胜湿止痛，此三药炒制后在原有功效上止泻作用增强。同时佐以黄连清中焦之热，广藿香芳香化湿，马齿苋清热凉血止痢，患者恶心、干呕，佐以法半夏、竹茹化痰降逆止呕。

病案3

杨某，女，6岁，2019年5月21日初诊。

患儿2日前外出游玩后出现腹痛、腹泻，每日大便6～8次，大便色黄似蛋汤，有少许黏液，气味秽臭，小便调，无发热。查舌质红，舌苔白厚，脉濡。体重25kg。

中医诊断：泄泻（湿热下注）。

西医诊断：急性腹泻。

治则：芳香化湿止泻。

处方：广藿香6g，茯苓6g，白术9g，陈皮9g，车前子6g，黄连3g，竹茹3g，法半夏3g。

用法：共5剂，水煎400ml，日1剂，早晚饭后温服各200ml。

用药5天后症状消失，痊愈。

按语：《伤寒指掌》中云：“凡暑必挟湿，湿为重浊之邪，暑为熏蒸之气。”在临床必须考虑到小儿乃稚阴稚阳之体，炎暑季节，湿热熏蒸，内犯肠胃，湿热相搏，蕴于胃肠，升降失调。治疗时以清热分利、芳化祛秽为大法。有外感身热重者时加香薷、葛根、薄荷，暑湿盛者加滑石、甘草。

病案4

张某，女，79岁，2019年10月23日初诊。

反复腹泻2年余，每食寒凉、辛辣刺激等物发作，抑或受凉、天气变化时发作，发作时每日腹泻 7～8 次，水样便，时有腹痛，纳可，夜寐安，小便正常。曾于外院查胃镜提示“慢性萎缩性胃炎”，肠镜未见明显异常。舌质淡有齿痕，舌苔白腻，脉弦滑。

中医诊断：泄泻（脾虚湿盛，脾胃不和）。

西医诊断：慢性腹泻。

治则：健脾利湿和胃。

处方：白术（炒）12g，白芍（炒）12g，白扁豆（炒）10g，防风（炒）10g，薏苡仁（炒）30g，山药（炒）10g，陈皮（炒）9g，厚朴 9g，白头翁 10g，石榴皮 6g，黄连 6g，秦皮 10g。

用法：共 7 剂，水煎 400ml，日 1 剂，早晚饭后温服各 200ml。

二诊：2019 年 10 月 31 日。患者大便成形，次数减少，诉夜寐不安，时自汗出，余症均减轻，前方加干姜 5g、黄芪 10g、生龙骨（先煎）18g、生牡蛎（先煎）18g、浮小麦 30g，14 剂而安。

按语：本病系长期喜食寒凉、辛凉刺激等物，久而损伤脾胃，脾失健运，生湿化浊，水谷不化精微，清浊不分，混杂而下所致。方中以炒白术、炒白扁豆、炒薏苡仁、炒山药健脾，炒陈皮、厚朴理气。李东垣指出“胃不可不温”，故方中药物炒用以温中。炒防风、炒白芍解痉止痛。现代药理学研究证实，白术、扁豆、山药、薏苡仁等对于改善胃肠道功能有一定的调节作用，石榴皮、黄连有一定的抗炎、抑制细菌生长的作用。

病案 5

曲某，女，33 岁，2019 年 8 月 5 日初诊。

患者胸脘痞满 3 月余，肠鸣泄泻，肢体困乏，面色萎黄，饮食停胃，纳差，寐欠安，便溏。舌淡有齿痕，苔白腻，脉滑。

中医诊断：泄泻（脾虚湿蕴）。

西医诊断：慢性腹泻。

治则：健脾利湿。

处方:党参10g,白术10g,砂仁9g,远志10g,黄芪10g,茯神10g,龙眼肉10g,香附10g,当归10g,酸枣仁10g,莱菔子30g,鹿角霜10g,薏苡仁30g。

用法:共7剂,水煎400ml,日1剂,早晚饭后温服各200ml。

二诊:2019年8月12日。上述症状有所缓解,但诉寐欠安、多汗,加龙齿30g、浮小麦30g、淡竹叶9g。服药7剂。

三诊:2019年8月19日。患者诉感心烦,夜寐仍欠安,去薏苡仁、浮小麦、淡竹叶,加百合10g、熟地黄10g、莲子心10g、紫石英10g。再服7剂后症状好转。

按语:此患者系脾虚运化失健,湿邪留滞,清浊不分,导致上述症状,故本方选用参苓白术散加减;加鹿角霜等温补脾阳,补其中气,渗其湿浊,行其气滞,恢复脾胃受纳、健运之职,则诸症自除。且本方加用清心火之诸药以清心安神,疗效甚好。

病案6

马某,女,70岁,2019年7月17日初诊。

以“腹泻1月”为主诉就诊。症见:腹泻,水样便,约日行10次,腹痛不明显,口干、恶心,无呕吐,纳食差,乏力,寐欠安,小便调。舌质淡体胖,苔白厚腻,脉濡滑。

中医诊断:泄泻(脾失健运,湿阻中焦)。

西医诊断:慢性腹泻。

治则:健脾止泻。

处方:藿香10g,佩兰10g,薏苡仁(炒)10g,白扁豆(炒)10g,防风(炒)10g,白术(炒)10g,白芍(炒)10g,山药(炒)10g,马齿苋10g,石榴皮10g,黄连6g,天花粉6g。

用法:共6剂,水煎400ml,日1剂,早晚饭后温服各200ml。

二诊:2019年7月23日。用药后患者大便偏软,日行2～3次,寐差。

调整处方:防风(炒)10g,白术(炒)10g,白芍(炒)10g,山药(炒)10g,

薏苡仁(炒)10g,白扁豆(炒)10g,黄连 6g,秦皮 6g,藿香 10g,竹叶 6g,知母 10g,生地黄 10g,首乌藤 10g。

用法:共 3 剂,水煎 400ml,日 1 剂,早晚饭后温服各 200ml。3 剂而愈。

按语:《临证指南医案·泄泻》云“泄泻,注下症也。经云:湿多成五泄,曰飧,曰溏,曰鹜,曰濡,曰滑。飧濡之完谷不化,湿兼风也;溏泄之肠垢污积,湿兼热也;鹜溏之澄清溺白,湿兼寒也;濡泄之身重软弱,湿自胜也;滑泄之久下不能禁固,湿胜气脱也”。

方中以白术炒制为君,苦温健脾燥湿,臣以白扁豆、薏苡仁、山药,均炒制后使用,辅助炒白术,既可健脾,又可渗湿而止泻,藿香辛散风寒、芳香化浊,且兼升清降浊,善治吐泻,佩兰行气、消满、祛湿,湿化气行则脾运自健,共为佐使,炒防风祛风解表、胜湿,马齿苋、石榴皮凉血止痢,黄连、天花粉清热燥湿、泻火解毒。二诊后增加秦皮以清热燥湿、收涩止泻,生地黄、黄连、竹叶、知母清热燥湿、泻火解毒,首乌藤养心安神。

病案 7

杨某,女,37 岁,2019 年 12 月 18 日初诊。

患者自诉腹泻 1 月。患者诉近 1 月来间断腹泻,日行 4～5 次,时有腹痛,鼻干、汗出明显,自觉上下肢冰冷,自诉服西药后上症有所改善,停药后随即复发,每于晨 4 时左右,即感腹泻,纳、寐可。舌红苔白微润,脉滑。

中医诊断:泄泻(脾胃虚弱,肾阳不足)。

西医诊断:慢性腹泻。

治则:健脾化湿,补肾助阳。

处方:党参 10g,白术 10g,茯苓 10g,山药 10g,薏苡仁 30g,吴茱萸 10g,肉豆蔻 6g,五味子 10g,肉桂 3g,白芍 10g,炙甘草 6g,干姜 6g。

用法:共 7 剂,水煎 400ml,日 1 剂,早晚饭后温服各 200ml。

二诊:2019 年 12 月 24 日。煎服 7 剂,患者自诉上症有所改善。

三诊:2019 年 12 月 31 日。守方继服 7 剂,上症明显改善,几于痊愈。

按语：许师云：本证属五更泻，多由暴食生冷、肥甘厚腻太过所致，而伤脾胃，脾病乘肾，土来克水，则肾亦虚，肾虚下焦不固，黎明则泄泻。故治以健运脾气、补火暖土为要，佐以化湿利湿。且切记久泻不可分利太过，重则恐有伤阴液之弊。

第五节　膨隆

病案 1

王某，男，51岁，2019年8月14日初诊。

患者半年前出现腹胀，时有恶心，纳呆，就诊于外院，完善相关检查后诊断为肝硬化腹水，经治疗后症状有所改善，近1个月症状再次反复，伴乏力、皮肤瘙痒，小便少，大便可。舌淡苔白厚腻，脉滑。既往史：患者乙型肝炎（乙肝）病史多年，未系统诊治。

中医诊断：膨隆（脾虚水停）。

西医诊断：腹水。

治则：健脾利水。

处方：苍术12g，土茯苓12g，薏苡仁30g，茯苓皮10g，猪苓10g，蝉蜕9g，车前子10g，葶苈子10g，冬瓜皮30g，桑白皮30g，益母草30g，车前草30g，赤小豆30g，广藿香10g，马齿苋10g。

用法：共7剂，水煎400ml，日1剂，早晚饭后温服各200ml。

二诊：2019年8月21日。患者症状减轻。上方去土茯苓、赤小豆、广藿香、马齿苋，加鹿衔草9g、白头翁10g、山药10g、败酱草30g、黄柏10g。继服7剂后腹胀症状减轻，无恶心，纳食好转，乏力减轻。

按语：患者肝硬化腹水，为脾虚不能运化，水液停滞所致。方以苍术健脾燥湿为君药，薏苡仁淡渗利湿为臣药，广藿香芳香化湿，并用茯苓皮、猪苓、车前子、葶苈子、冬瓜皮、桑白皮、益母草、车前草、赤小豆大量利水药物，土茯苓、马齿苋清热。二诊症状减轻，故减少化湿及利水药物使用，以防伤及津液，增加清热药物及补肾阳药物，标本兼治。

病案 2

田某，男，58 岁，2019 年 2 月 26 日初诊。

患者发现肝硬化病史 1 年余，西医先后给予抽腹水、补白蛋白等对症治疗，患者症状反复，为求中医治疗就诊。现症见：神疲乏力，腹胀满，脐突，小便短赤，下肢肿。舌质淡暗，舌苔薄黄，脉弦细。

中医诊断：膨隆（肝胆湿热，水气不化，兼脾气虚弱）。

西医诊断：腹水。

治则：清热利湿，兼以补气健脾。

处方：茵陈 30g，茯苓 30g，猪苓 15g，白术 15g，生黄芪 30g，厚朴 10g，通草 6g，木瓜 15g，陈皮 10g，草豆蔻 6g，郁金 6g，车前子 10g，车前草 10g，党参 20g。

用法：共 7 剂，水煎 400ml，日 1 剂，早晚饭后温服各 200ml。

一周后二诊腹胀症状减轻，下肢肿消失，舌质淡暗，舌苔白腻，脉弦细。上方加泽泻 15g，服药 1 个月后症状均缓解。

按语：许师认为，治疗肝硬化腹水绝非单纯使用利水药物所能奏效，临证应审证求因，分清虚实。本病患者考虑湿热不化，加入茵陈清热除湿，木瓜化湿，车前子、车前草渗湿，厚朴、草豆蔻燥湿，猪苓、茯苓利水渗湿，通草利尿，郁金行气，黄芪、党参补气，以助气化。若肝硬化病程较久，气血亏虚，则治疗当以补益气血为主，临床多选用党参、黄芪、白术等。

第六节　便秘

病案 1

杨某，男，75 岁，2019 年 8 月 5 日初诊。

患者大便干 2 月，2～4 日一行，平素喜食面食、肉类及辛辣食物，腹胀，双下肢皮肤瘙痒、浮肿。舌质红，舌苔黄腻，脉沉。

中医诊断：便秘（腑气不通）。

西医诊断：便秘。

治则：清利湿热，润肠通腑。

处方：茵陈 10g，番泻叶 8g，火麻仁 30g，莱菔子 30g，大黄 7g，厚朴 9g，木香 10g，大腹皮 10g，槟榔 10g，陈皮 10g，薏苡仁 30g，枳实 10g，败酱草 30g，金银花 30g，浮萍 10g。

用法：共 7 剂，水煎 400ml，日 1 剂，早晚饭后温服各 200ml。

二诊：2019 年 8 月 12 日。患者症状略有好转，双下肢瘙痒明显。上方去败酱草、浮萍，加芦荟 10g、白鲜皮 10g、苦参 10g。继服 7 剂。

三诊：2019 年 8 月 20 日。患者双下肢无瘙痒，大便不干，1～2 日一行。上方去白鲜皮、苦参，加蒲公英 30g、栀子 10g。继服 7 剂。

四诊：2019 年 8 月 28 日。患者大便调，时有胁肋部胀满不适。舌质淡红，舌苔薄黄燥，脉弦。上方去番泻叶、蒲公英、栀子，加金钱草 10g 清热利胆，麦冬 10g、五味子 10g 养阴。继服 7 剂。

随访 1 个月患者大便调，无不适。

按语：本例患者乃西北之人，喜食面食、肉类及辛辣食物，助湿生热，以致胃肠湿热积滞，气机壅塞，大肠传导失司。方中茵陈清热利湿为君药。番泻叶泻热通便，火麻仁润肠通便，共为臣药。佐以薏苡仁健脾渗湿，厚朴、木香、大腹皮、槟榔、枳实行气通腑，大黄、败酱草、金银花清热解毒，浮萍发汗、消肿。全方使湿去热清，中焦气机得畅，肠道传导正常则便通矣。二诊患者双下肢皮肤瘙痒明显，加白鲜皮、苦参以燥湿止痒，加芦荟以增加润肠通便之功效。三诊时患者症状好转，故减去白鲜皮、苦参燥湿之品，加入蒲公英、栀子增强清热之力，四诊时患者便秘已好转，舌苔由黄腻转为黄燥，去番泻叶、蒲公英、栀子以防过用清热泻火通便之药后阴津耗伤，同时加麦冬、五味子养阴。

病案 2

侯某,男,82 岁,2019 年 9 月 19 日初诊。

患者大便干涩 2 年,时感心悸、气短,头晕,夜寐欠安,入睡困难,易醒。舌质淡,舌苔薄白,脉细。

中医诊断:便秘(气血两虚)。

西医诊断:便秘。

治则:补气养血。

处方:当归 15g,肉苁蓉 30g,何首乌 30g,白芍 20g,火麻仁 15g,郁李仁 15g,柏子仁 15g,瓜蒌子 15g,苦杏仁 15g,锁阳 15g,陈皮 12g,莱菔子 30g,山楂 15g,神曲 15g,麦芽 15g,甘草 6g。

用法:共 7 剂,水煎 400ml,日 1 剂,早晚饭后温服各 200ml。

二诊:2019 年 9 月 26 日。患者便秘症状略有好转,上方加大黄 9g、黄芩 10g、黄连 6g、番泻叶 3g。续服 7 剂,便秘明显好转,原方加再服 14 剂,此后坚持服药 3 个月,悉症诸减。

按语:此便秘属于血虚肠燥便秘。可见于久病体弱,津血亏虚便秘;产后血虚,肠燥便秘;年老体弱,气血两虚,肠运失司便秘;亦可用于排便及饮食习惯不良所致便秘等。许师云,本方可灵活运用,随症加减。当归补血活血,白芍养血,肉苁蓉、锁阳、何首乌益精血,润肠通便,火麻仁补虚润肠通便,郁李仁下气润肠通便,柏子仁、瓜蒌子、苦杏仁润肠通便,陈皮理气健脾,莱菔子降气,山楂、麦芽、神曲化积,炙甘草调和诸药。若气虚甚者,可加黄芪;气滞而不行者,可加苏子;多日无有便意,便如羊粪者,可在前三剂药中各加大黄;未成年人便秘者去锁阳不用。治疗的同时嘱患者精神舒畅,加强体育锻炼,注意饮食调理和定时登厕等。

病案 3

叶某,男,40 岁,2022 年 3 月 1 日初诊。

患者便秘多年,2 个月前行阑尾炎手术,术后进补过多,遂致便结难解,且见口臭，面赤身热，烦躁，腹胀满，平素夜寐差。舌质红，舌苔黄，脉实弦滑。

中医诊断：便秘（腑气不通）。

西医诊断：便秘。

治则：通腑行气，润肠通便。

处方：熟大黄 9g，茵陈 10g，栀子 10g，枳实 10g，莱菔子 10g，番泻叶 6g，火麻仁 30g，厚朴 10g，路路通 10g，槟榔 10g，陈皮 10g，木香 10g，连翘 10g。

用法：共 7 剂，水煎 400ml，日 1 剂，早晚饭后温服各 200ml。连续口服 7 剂后大便通畅。

按语：“大肠者，传道之官，变化出焉。”燥热内结，大肠传导失职，故见大便秘结；燥屎内停，腑气不通，气机阻滞，故见腹部胀满，燥热实邪熏蒸，故见舌苔黄；脉实亦为实邪内盛之象。此乃燥屎内结，腑气不通所致。法当通腑行气，润肠通便。

本案中，患者大量进补，终致邪火内发，内燔于六腑，伤津耗液。火盛于下则大便干结；火盛于上则见口臭，舌红苔黄；邪火盛于内，形于外，故见面赤身热；邪火盛于中，腑气不通，故见腹胀而满；邪热内扰神明，故见烦躁不宁，夜寐不安。方中用茵陈蒿汤加连翘以清热，小承气汤加番泻叶、火麻仁泻热通便，木香、陈皮、槟榔、莱菔子通腑行气，消食导滞，腑气得通则火邪得发。

病案 4

王某，女，65 岁，2019 年 6 月 11 日初诊。

患者大便干，呈颗粒状，2～3 天一行，口干、口苦，夜寐差，入睡困难，每日睡 3～4 小时，双下肢无水肿。舌质暗红，舌苔白腻，脉细弦。患者平素喜食面食、肉食、辛辣食物。

中医诊断：便秘（腑气不通，胆失疏泄）。

西医诊断：便秘。

治则：疏胆理气。

处方：茵陈 10g，栀子（焦）10g，大黄 6g，火麻仁 30g，番泻叶 2g，陈皮

10g，木香 10g，大腹皮 10g，槟榔 10g，厚朴 9g，枳实 10g，莱菔子 30g，鸡内金（炙）6g，金钱草 10g，紫苏梗 10g，薏苡仁 30g。

用法：共 7 剂，水煎 400ml，日 1 剂，早晚饭后温服各 200ml。

二诊：2019 年 6 月 18 日。大便调，腹不胀，偶有呃逆，口苦较前好转，夜寐仍差，入睡困难，舌质暗红，舌苔薄黄，脉细弦。上方去紫苏梗、鸡内金、枳实、槟榔，加茯神 10g。继服 14 剂。

三诊：2019 年 6 月 26 日。患者停药半个月后，再次复诊，大便可，夜寐可，夜间睡 5～6 小时，仍口苦。舌质暗红，舌苔薄白，脉细滑。上方去茯神、栀子，加黄连 6g、牛膝 12g、鸡血藤 12g。继服 14 剂后便秘、失眠、口干、口苦症状基本消失。

按语：便秘为临床中常见病证，《伤寒论》分为阴结、阳结、脾约三种，后世医家分为风秘、气秘、热秘、寒秘、湿秘、热燥、风燥等。许师据临证经验，结合新疆当地饮食及患者体质，考虑患者喜食面食、肉类及辛辣食物，助湿生热，湿热阻滞中焦，气机壅塞，腑气不通，胆失疏泄，大肠传导失司，而致大便数日才行，呈颗粒状。方以茵陈蒿汤加减以疏利气机、通泄壅滞。方中茵陈清热利胆，栀子清热燥湿并利三焦，引湿热下行，共为君药；大黄泻热通便，为臣药；陈皮、木香、大腹皮、槟榔、厚朴、枳实、莱菔子、紫苏梗行气通腑，薏苡仁健脾利湿，火麻仁润肠通便，番泻叶泻下通便，金钱草清利肝胆湿热，炙鸡内金消食健胃，共为佐药。

第七节　口疮

病案

关某，女，36 岁，2019 年 7 月 23 日初诊。

患者口腔溃疡，胃脘部胀满不适，大便干，2～3 天一行。舌质红，舌苔薄黄，脉沉细。既往糖尿病病史，平素嗜食肉食。

中医诊断：口疮，(腑气不通，胃火上攻)。

西医诊断：口腔溃疡。

治则：清胃降火，理气宽中。

处方：黄连 6g，茵陈 10g，栀子 10g，大黄 6g，莱菔子 30g，败酱草 30g，蒲公英 30g，牛膝 10g，金银花 30g，紫花地丁 10g，淡竹叶 9g，陈皮 10g，木香 10g，大腹皮 10g，厚朴 9g。

用法：共 7 剂，水煎 400ml，日 1 剂，早晚饭后温服各 200ml。

二诊：2019 年 7 月 31 日。症状略好转，舌质红，舌苔薄黄，脉沉细。上方去败酱草、蒲公英、牛膝、紫花地丁、淡竹叶，加火麻仁 30g、番泻叶 3g、枳实 12g。继服 7 剂。

三诊：2019 年 8 月 8 日。患者口腔溃疡、胃脘部胀满不适症状消失，大便干好转，月经量少，周期延长。

处方：红花 9g，当归 10g，黄芪 10g，川芎 10g，茵陈 10g，栀子 9g，大黄 6g，莱菔子 30g，枳实 10g，火麻仁 30g，桑椹 30g，郁金 10g，葛根 10g。

用法：共 7 剂，水煎 400ml，日 1 剂，早晚饭后温服各 200ml。

随访 2 个月胃脘部未再出现胀满不适，大便正常。

按语：患者嗜食肉食，脾胃受损，胃肠功能损伤，一不消食，二不传导。食积化热，邪热上承，熏灼口舌，故见口疮，大肠传导失职，腑气不通，故发为便秘。方中黄连清热燥湿、泻火解毒，可治疗胃火上攻，为君药；大黄泻热通便，为臣药；茵陈清热利胆，栀子清热燥湿并利三焦，引湿热下行，莱菔子、陈皮、木香、大腹皮、厚朴宽中理气、降气通腑，败酱草、蒲公英、金银花、紫花地丁清热解毒，淡竹叶清心火，牛膝引热下行，共为佐药。二诊后患者症状略好转，去清热解毒药物，增加润肠通便药物，腑气通则诸症减。三诊患者口腔溃疡、胃脘部胀满不适症状消失，大便干好转，而主诉月经量少，周期延长，考虑肝郁气滞、肾气亏虚，故调整治疗方向，加以疏肝行气活血之药，同时加桑椹以补肾。

第八节　噎膈

病案

张某,女,67岁,2019年5月8日初诊。

患者食管恶性肿瘤病史。诉口苦、恶心,反胃,呃逆、嗳气,大便3～4日一次,便干,时有便中带血。舌淡苔白,脉弦细。

中医诊断:噎膈(胃气不和)。

西医诊断:食管恶性肿瘤。

治则:降气和胃。

处方:旋覆花10g,赭石30g,陈皮10g,木香10g,槟榔10g,大腹皮10g,厚朴9g,莱菔子30g,火麻仁30g,薏苡仁30g,大黄6g,藕节30g,血余炭10g,地榆10g,槐花30g。

用法:共7剂,水煎400ml,日1剂,早晚饭后温服各200ml。

二诊:2019年5月15日。服药7剂,大便调,再无便中带血,但诉咳嗽、咳白色黏痰,去大黄、藕节、血余炭、地榆、槐花、火麻仁、薏苡仁,加瓦楞子30g、紫苏梗10g、枳实10g、蜜麻黄9g、苦杏仁9g、甘草6g、款冬花10g。再服7剂,咳嗽较前减轻,故去瓦楞子、紫苏梗、款冬花,加百部10g、瓜蒌10g。再服7剂后症状明显好转,上方继服2周后停药。

按语:许师云,旋覆代赭汤既可治便秘,又可治下利,其理妙在和解表里,斡旋中焦,升清降浊。因此,无论何种病证,只要临床表现为恶心呕吐,呃逆嗳气,食欲不振,脘腹胀满或疼痛,面色不华,眩晕,少气懒言,胸闷,咳嗽,大便不调,舌质淡苔白,脉沉弦或弦滑,皆可用之。此患者食管恶性肿瘤,呃逆则胃气虚也,脉弦则肝气乘也,木横犯土,胃气上逆,故而出现上述症状。用旋覆代赭汤平肝和胃,症状自消。许师云此方用于治疗食管恶性肿瘤见上述症状者有良效。

第六章 心系病证

第一节 胸痹心痛

病案 1

吴某,男,63 岁,2019 年 11 月 12 日初诊。

患者感胸前疼痛反复发作 2 年余,疼痛放射至上臂,伴喉中有痰,晨起咳痰,夜寐差,汗出多。曾完善冠状动脉造影、胸部 CT 检查均无异常。舌红苔薄黄,脉弦。

中医诊断:胸痹心痛(肺阴亏虚,虚火上扰,心神不宁)。

西医诊断:冠状动脉粥样硬化性心脏病。

治则:养阴清热,宁心安神。

处方:金银花 30g,木蝴蝶 9g,百部 10g,款冬花 10g,桑白皮 30g,羌活 10g,葛根 10g,五加皮 10g,络石藤 12g,川桐皮 10g,远志 10g,合欢皮 10g,莲子心 9g,浮小麦 30g,牡蛎(煅)30g,功劳木 10g。

用法:共 7 剂,水煎 400ml,日 1 剂,早晚饭后温服各 200ml。

二诊:2019 年 11 月 19 日。患者夜寐好转,汗出明显。上方去远志、合欢皮、莲子心、功劳木,加青蒿 12g、地骨皮 12g、黄芩 10g、黄柏 10g。继服 7 剂。

三诊:2019 年 11 月 27 日。患者胸痛、上臂痛、寐差、多汗明显好转,痰量减少。舌红苔薄白,脉弦。上方去黄芩、黄柏,加连翘 10g、五味子 10g。

四诊:2019 年 12 月 4 日。症状均好转,守方继服 7 剂。随访患者无明显症状。

按语:本例患者胸前疼痛反复发作伴有喉中有痰,辨证非心脉瘀阻,而为肺阴亏虚、虚火上扰,故以补肺阴、清虚热为主。金银花清热解表为君药;木蝴蝶清热利咽为臣药;佐以百部、款冬花润肺养阴,桑白皮肺热,羌活、五加皮、络石藤、川桐皮祛风除湿止痛,葛根解肌,远志、合欢皮、莲子心宁心安神,浮小麦、煅牡蛎敛阴止汗,功劳木清虚热、益肝肾。二诊患者夜寐好转,汗出明显,调整方药去安神之药,增加清虚热力度,加青蒿、地骨皮清虚热,同时加黄芩、黄柏清中焦、下焦之热。三诊患者症状好转,去黄芩、黄柏,加连翘、五味子清热养阴。

病案 2

陆某,女,56 岁,2019 年 4 月 8 日初诊。

患者既往患有冠心病病史,1 周前始时有出现胸闷,偶有胸痛,气短,活动后尤甚,偶有咳嗽,咳痰,夜寐欠佳,大小便可。舌暗红苔薄白,脉弦滑。

中医诊断:胸痹心痛(胸阳不振,虚火扰神)。

西医诊断:冠状动脉粥样硬化性心脏病。

治则:通阳宣痹,镇静安神。

处方:瓜蒌 10g,薤白 9g,丹参 10g,桂枝 10g,柏子仁 10g,地龙 9g,白果 9g,首乌藤 10g,茯神 10g,远志 10g,合欢花 10g,磁石 30g,酸枣仁 10g。

用法:共 7 剂,水煎 400ml,日 1 剂,早晚饭后温服各 200ml。

二诊:2019 年 4 月 15 日。患者胸闷,气短较前好转,咳嗽较前好转,仍有咳痰,偶有胃胀,夜寐欠佳,大小便可。舌暗红苔薄白,脉弦滑。故调整方药,前方改白果为 6g,加莱菔子 10g、大腹皮 10g。

三诊:2019 年 4 月 23 日。无胸闷、胸痛、咳嗽症状,咳少许白色痰,夜寐尚可,大小便正常。舌淡红,苔薄白,脉弦紧。故守原方继续服药。

按语:许师认为,心痛病名最早见于马王堆汉墓出土的《五十二病方》。

“胸痹”病名最早见于《黄帝内经》(对本病的病因、一般症状及真心痛的表现均有记载),是由正气亏虚,饮食、情志、寒邪等所引起的以痰浊、瘀血、气滞、寒凝痹阻心脉,以膻中或左胸部发作性憋闷、疼痛为主要临床表现的一种病证。《灵枢·厥病》云:“真心痛,手足清至节,心痛甚,旦发夕死,夕发旦死。”《金匮要略·胸痹心痛短气病脉证治》认为心痛是胸痹的表现,“胸痹缓急”,即心痛时发时缓为其特点,其病机以阳微阴弦为主,以辛温通阳或温补阳气为治疗大法。代表方剂如瓜蒌薤白半夏汤、瓜蒌薤白白酒汤及人参汤等。

本案方中桂枝上以宣通心胸之阳,下以温化中下二焦之阴气,既通阳又降逆,降逆则阴寒之气不致上逆,通阳则阴寒之气不致内结。瓜蒌苦寒润开胸涤痰。薤白辛温通阳散结气。丹参活血祛瘀,养血安神。柏子仁养心安神,润肠通便。地龙、白果通经络,敛肺气,定喘嗽。首乌藤养心安神,祛风,通络。远志、茯神心安神,祛痰开窍。合欢花解郁安神,活血祛瘀。磁石潜阳安神,纳气平喘。酸枣仁养心补肝,生津,宁心安神。诸药合用,共奏宣通心阳、镇静安神之功效。二诊,患者胸闷,气短,咳嗽较前好转,仍时有咳痰,故调整方药,前方改白果为6g,加莱菔子10g、大腹皮10g,以下气宽中。三诊患者诸症状好转,故守原方继续服药。嘱患者防受寒,饮食宜清淡,不宜过食肥甘,少饮酒,食勿过饱,若有不适门诊随访等。

病案3

马某,男,71岁,2019年3月13日初诊。

患者自诉胸闷、心悸气短,活动后加重,休息后稍有缓解,心前区刺痛,头晕,无头痛,咳嗽、咳痰,痰色白质黏,不易咯出,多汗、潮热,纳可,夜寐欠安,易急躁,饮水即呛,夜间小便量少,次数多,大便可,双下肢无水肿。舌质暗红,苔白腻,脉弦滑结代,强弱快慢不一。既往有高血压、冠心病、心房颤动、肺结节、肺大疱、甲状腺结节、多发腔隙性脑梗死病史。

中医诊断:胸痹心痛(胸阳不振,痰浊闭阻)。

西医诊断:冠状动脉粥样硬化性心脏病。

治则：通阳泄浊，豁痰宣痹。

处方：瓜蒌10g，薤白9g，丹参10g，柏子仁10g，浮小麦30g，牡蛎（煅，先煎）30g，蜜麻黄10g，青蒿10g，地骨皮10g，麦冬10g，五味子10g，女贞子10g，墨旱莲9g。

用法：共7剂，水煎400ml，日1剂，早晚饭后温服各200ml。

二诊：2019年3月19日。患者胸闷、心悸，气短，心前区刺痛较前稍有好转，头晕、多汗、潮热较前明显好转，尚有咳嗽、咳痰，夜寐仍欠安，易急躁，小便频、量少。舌质暗红，苔薄白，脉弦滑。故在前方的基础上去麦冬、五味子、女贞子、墨旱莲，加陈皮10g、木香10g、炒莱菔子30g、槟榔12g、薏苡仁30g、大腹皮10g、金银花30g。

三诊：2019年3月28日。患者上述症状均好转，咳嗽、咳痰较前稍有好转，夜寐仍欠安，故在前方的基础上去陈皮、大腹皮、金银花，加淡竹叶9g、知母10g、白果9g。继服7剂。

按语：许师认为，患者由于致脾胃损伤，运化失健，聚湿成痰，上犯心胸清旷之区，阻遏心阳，胸阳失展，气机不畅，则见气短、胸闷、心悸；或痰热上扰清窍，胃气失和，故见头晕、夜寐欠安；郁怒伤肝，肝失疏泄，肝郁气滞，甚则气郁化火，灼津成痰，故见咳嗽、咳痰，痰黏不易咯出；无论气滞或痰阻，均可使血行失畅，脉络不利，而致气血瘀滞，或痰瘀交阻，胸阳不运，心脉痹阻，不通则痛，而发胸痹，症见心前区刺痛；此患者年龄较大，基础疾病较多，肝肾阴虚，骨蒸潮热，故见多汗、潮热，易急躁；痰浊闭阻心阳，心气不足，鼓动无力，故见脉弦滑结代，强弱快慢不一之症。

本案选用瓜蒌薤白汤加减以通阳泄浊，豁痰宣痹，方中瓜蒌为君药，甘寒清润，微苦降泄，善于清热涤痰、宽胸散结以治疗胸阳不振、痰浊闭阻之胸痹；现代药理学指出，瓜蒌对心血管系统具有扩张冠状动脉、抗心肌缺血、改善微循环、抑制血小板聚集、耐缺氧、抗心律失常等作用。薤白为臣药，温通胸阳，散结下气。君臣共用，通阳散结，行气活血，化痰宣痹。丹参活血化瘀、理气止痛，能够扩张冠状动脉、增加冠状动脉血流量、调节心率、扩张外周血管、改善心肌缺血、改善微循环，也可以预防血栓形成、降低血脂、抑制冠状动脉粥样硬化、减轻癌细胞变性，用于缓解患者胸闷、心悸、心前区刺痛等不适。柏子仁养心安神，能够降低血清胆固醇、预防动脉粥样硬化。浮小麦益气，除热，止汗，镇静安神。煅牡蛎收敛固涩，重镇安神。麦冬清热解毒，联合蜜麻黄润肺止咳、抗过敏。五味子滋补强壮，宁心安神，促进代谢，增强免疫，缓解衰老，保护心脑血管。青蒿、地骨皮清热除蒸，治疗劳热骨蒸。女贞子、墨旱莲补益肝肾，缓解患者头晕症状。诸药共同豁痰宣痹，清热除蒸。二诊：根据患者临床表现，在前方的基础上去麦冬、五味子、女贞子、墨旱莲，加陈皮、木香以理气健脾、除湿化痰，炒莱菔子以消食化痰，调节脾胃气机，槟榔以消食导滞、利水消肿；薏苡仁甘淡，性微寒，归脾、肺、肾经，具有利水渗湿、健脾止泻、除痹排脓之功效，也可安神助眠，有扩张血管，降低血糖，增加免疫力和抗炎作用；加大腹皮以行气宽中、行水消肿，金银花以清热解毒、抗炎、抗菌。三诊在前方的基础上去陈皮、大腹皮、金银花，加淡竹叶以清心火，利小便，使阴阳交，则夜寐安，知母清热泻火，滋阴生津润燥，白果补中益气，活血化瘀，健脾益胃，现代药理学研究证实其具有保护肝脏、扩张冠状血管、增加机体的营养、促进新陈代谢的作用，有利于提高免疫力。

病案 4

杨某，男，48 岁，2020 年 3 月 29 日初诊。

患者 1 年前无明显诱因出现胸闷间作，偶伴心悸，曾就诊于外院，完善冠状动脉计算机体层血管成像（CTA）检查后诊断为冠心病，予阿司匹林、阿托伐他汀治疗，用药后症状改善不明显，并出现寐差，难以入睡，思虑多，梦多。舌质红苔白腻，脉细滑。

中医诊断：胸痹心痛（胸阳痹阻）。

西医诊断：冠状动脉粥样硬化性心脏病。

治则：豁痰通痹，镇惊安神。

处方：瓜蒌 10g，薤白 9g，远志 10g，磁石 30g，龙齿 30g，灯心草 6g，丹参 10g，蜜百合 10g，合欢花 10g，龙眼肉 10g，首乌藤 10g，酸枣仁 10g。

用法：共 7 剂，水煎 400ml，日 1 剂，早晚饭后温服各 200ml。

二诊：2020 年 4 月 8 日。患者寐差好转，仍有胸闷。舌暗红苔白腻，脉细滑。调整处方：去灯心草，加桃仁、红花各 10g。继服 14 剂。

三诊：2020 年 4 月 15 日。诸症好转，胸闷减轻，夜寐安。舌质红苔白，脉滑。

按语：瓜蒌理气宽胸，涤痰散结。薤白味辛苦温，能温中散结气，清代叶天士赞其宣阳疏滞而不伤胃气，是《金匮要略》中治疗胸痹的主药。瓜蒌薤白汤通阳散结，行气祛痰。冠心病在中医辨证方面是多种的，该患者冠心病以胸阳痹阻为主，同时因患者担忧病情，思虑过重，出现难以入睡、梦多等症状，故加磁石镇惊安神，灯心草清心除烦，百合、合欢花解郁安神，首乌藤、酸枣仁养心安神，龙眼肉可治疗思虑过度。胸痹多有瘀血存在，加丹参活血化瘀。二诊时睡眠症状好转，胸闷减轻不明显，增加桃仁、红花加大活血化瘀力度，三诊诸症减轻。

病案 5

韩某，男，76 岁，2020 年 4 月 7 日初诊。

患者冠心病、高血压、糖尿病病史多年，近 1 周胸闷加重，夜寐差，皮肤瘙痒。舌红苔白厚腻，脉滑。

中医诊断：胸痹心痛（胸阳痹阻，心神不宁）。

西医诊断：冠状动脉粥样硬化性心脏病。

治则：豁痰通痹，宁心安神。

处方：瓜蒌 10g，薤白 9g，丹参 10g，柏子仁 10g，桃仁 9g，红花 9g，首乌藤 10g，磁石（煅）30g，茯神 10g，百合 10g，龙眼肉 10g，龙齿 30g，白鲜皮 10g，蛇床子 10g，川牛膝 10g，鸡血藤 10g。

用法：共 7 剂，水煎 400ml，日 1 剂，早晚饭后温服各 200ml。

二诊：2020年4月13日。患者胸闷好转，出现头晕、头痛。上方去百合、龙眼肉、龙齿，加水牛角10g、珍珠母30g、菊花10g。继服7剂。

三诊：2020年4月21日。患者胸闷、头晕、头痛明显减轻，时有胁肋部隐痛，仍有皮肤瘙痒。舌红苔白黄，脉弦滑。去水牛角、珍珠母、菊花、白鲜皮、川牛膝、鸡血藤，加延胡索10g、川楝子9g、陈皮10g、莱菔子30g、苦参10g、败酱草30g。

按语：本例患者基础疾病复杂，予瓜蒌薤白汤合天王补心丹加减，瓜蒌、薤白豁痰通痹为君药，柏子仁养心安神为臣药，佐以丹参、桃仁、红花活血通络，磁石（煅）、龙齿镇惊安神，首乌藤、茯神宁心安神，百合解郁安神，龙眼肉补益心脾、养血安神，川牛膝、鸡血藤补肾活血，白鲜皮、蛇床子燥湿止痒。二诊患者头晕、头痛明显，故加水牛角、珍珠母、菊花疏风凉血、清热镇惊。三诊调整用药，去水牛角、珍珠母、菊花、白鲜皮、川牛膝、鸡血藤，加延胡索、川楝子行气止痛，莱菔子降气通腑，陈皮、苦参、败酱草清热燥湿止痒。

病案6

罗某，男，63岁，2020年3月27日初诊。

患者胸闷气短，晨起口干、口苦，咳嗽、咳痰，为白色黏痰，冠状动脉粥样硬化性心脏病史3年，纳可，夜寐安，夜尿频，大便调。舌暗红苔白，脉弦滑。

中医诊断：胸痹心痛（胸阳痹阻，胃火炽盛）。

西医诊断：冠状动脉粥样硬化性心脏病。

治则：通阳开痹，清胃泻火。

处方：瓜蒌10g，薤白9g，丹参10g，柏子仁10g，桃仁9g，延胡索10g，郁金10g，白果9g，淡竹叶9g，知母10g，五味子10g，金银花15g，川贝母3g。

用法：共7剂，水煎400ml，日1剂，早晚饭后温服各200ml。

二诊：2020年4月3日。胸闷、心，夜尿3～4次，故加芡实10g，川贝母6g。再服2周后悉症均减，拟停药。

按语：胸痹的临证要点为胸中痞闷疼痛，咳嗽痰多，《金匮要略》曰“胸痹不得卧，心痛彻背者，瓜蒌薤白半夏汤主之”。本病例先用瓜蒌薤白半夏汤通阳散结，豁痰化瘀，加之患者咳嗽、咳痰，加川贝母，肝火犯胃，加延胡索。仲景之瓜蒌薤白半夏汤主治胸阳不振、痰浊阻滞之胸痹。尤在泾谓“所以然者，有痰饮以为之援也”。上治胸膈，下治胃脘，圆机活法。

病案 7

白某，男，74 岁，2019 年 2 月 11 日初诊。

患者心悸间作半个月余，胸闷不宁，头晕，偶有心前区刺痛，持续几分钟至几小时不等，纳可，夜寐尚安，二便通调。舌暗有齿痕，苔白腻，脉结代。查动态心电图，提示频发室性期前收缩，偶发房性期前收缩，短阵房性心动过速。予胺碘酮，每次 200mg，每日 1 次，口服。服药半个月后症状有所缓解。

中医诊断：胸痹心痛（胸阳痹阻，湿瘀上蒙）。

西医诊断：稳定型心绞痛。

治则：宽胸理气，化湿除瘀。

处方：瓜蒌 10g，薤白 10g，丹参 10g，桃仁 9g，红花 9g，延胡索 10g，水牛角 10g，钩藤 10g，胆南星 6g，石菖蒲 10g，地龙 9g，路路通 10g，木香 10g。

用法：共 7 剂，水煎 400ml，日 1 剂，早晚饭后温服各 200ml。

二诊：2019 年 2 月 18 日。服药 7 剂后，心悸症状明显好转，但仍诉感胸闷不宁，下肢浮肿，在前方基础上加薏苡仁 30g、冬瓜皮 30g、车前子 10g、葶苈子 10g。

上方服药 2 周后各症状明显缓解，守方继服 1 个月后改中成药调理。

按语：《金匮玉函经二注》云“寒浊之邪，滞于上焦，则阻其上下往来之气，塞其前后阴阳之位，遂令为喘息，为咳唾，为痛，为短气也。阴寒凝泣，阳气不复自舒，故沉迟见于寸口，理自然也；乃小紧数复显于关上者，何耶？邪之所聚，自见小紧，而阴寒所积，正足以遏抑阳气，故反形数。然阳遏则从而通之，栝蒌实最足开结豁痰，得薤白白酒佐之，既辛散而复下达，则所痹之阳自通矣”。方中瓜蒌为君，理气宽胸、涤痰散结，该药擅长利气散结以宽胸，并可稀释软化稠痰以通胸膈痹塞。薤白为臣，通阳散结，行气止痛，因本品辛散苦降，温通滑利，善散阴寒之凝滞，行胸阳之壅结，故为治胸痹之要药。加丹参、桃仁、红花以活血祛瘀，水牛角、钩藤兼顾头晕之症。二诊因下肢浮肿加薏苡仁、冬瓜皮、车前子、葶苈子辅以利水健脾渗湿之药。三诊病情明显减轻，后改为中成药。

病案 8

张某，男，59 岁，2019 年 9 月 24 日初诊。

患者心悸间作半年余，夜间醒后明显，持续几分钟至几小时不等，患者就诊于外院，查动态心电图，提示频发室性期前收缩，可见Ⅱ联律、Ⅲ联律，部分 ST 段改变。予酒石酸美托洛尔早晚各 12.5mg 口服，服药半个月后症状未见好转。现症见：心悸间作，夜寐易醒，无头晕、头痛，无胸闷、胸痛，纳可，二便调。既往高脂血症病史，未服药，否认其他疾病，否认烟酒史。查舌脉：舌暗有齿痕，苔白，脉结代。

中医诊断：胸痹心痛（气阴两虚，虚火上扰）。

西医诊断：冠状动脉粥样硬化性心脏病。

治则：益气养阴清热。

处方：黄芪 20g，党参 15g，山麦冬 10g，五味子 10g，黄精 15g，玄参 15g，鸡血藤 15g，苦参 10g，郁金 15g，桑寄生 30g，赤芍 15g，牡丹皮 10g，黄连 10g，佛手 15g，钩藤（后下）15g，蒲公英 15g。

用法：共 7 剂，水煎 400ml，日 1 剂，早晚饭后温服各 200ml。

一周后二诊，心悸症状明显好转，守方继服。

按语：本案处方以黄芪为君补气，同时以生脉饮（改人参为党参）养阴清热生津，共奏补气、清心、敛阴之效。患者舌质暗边有齿痕，提示有脾气虚、痰湿之象，黄芪、党参又可补气健脾。患者无头晕，为何要用钩藤？肝木克脾土，土不健旺亦能招致木克。此处需疏肝气、清肝热，以利脾之健运，因此取钩藤清肝热。郁金、佛手疏肝行气，同时配合黄连、牡丹皮、苦参、蒲公英等清热养阴药物，增加药力。

病案 9

陈某，女，66 岁，2019 年 2 月 25 日初诊。

患者近半年时有心悸，轻度气短，情绪易波动，怕冷，纳可，寐差。既往有慢性胃炎病史，高血压病史，现服用氨氯地平片每日 2.5mg，平素血压控制达标。查舌红苔白，脉弦。

中医诊断：心悸（肝郁气滞）。

西医诊断：心律失常。

治则：疏肝行气，镇惊安神。

处方：郁金 15g，白术（炒）10g，香附 15g，陈皮 15g，柏子仁 15g，茯神 30g，合欢花 10g，紫石英 15g，天麻 20g，钩藤 10g，珍珠母 10g，石决明 10g，泽泻 10g，甘草 10g，僵蚕 10g。

用法：共 7 剂，水煎 400ml，日 1 剂，早晚饭后温服各 200ml。

1 周后二诊，症状好转，上方去泽泻，天麻减量至 10g。继服 2 周后睡眠改善，无心悸、气短发作。

按语：本患者老年女性，以心悸、气短为主症，伴有情绪问题及寐差，再结合舌脉，考虑肝郁气滞。治疗当以疏肝行气、镇惊安神为法。方予郁金、香附、陈皮以疏肝理气，因患者夜寐差，故予柏子仁、茯神、合欢花宁心安神，予紫石英、珍珠母、石决明重镇安神，予天麻、钩藤平肝息风，僵蚕通络。诸药合用，可达疏肝、安神、宁心之功效。

病案 10

马某，女，53 岁，2019 年 9 月 18 日初诊。

心悸病半年余。症见：心悸、气短，时有胸闷、胸痛，潮热盗汗，咽痛，情绪焦躁不安，夜寐差，小便调，大便日一行。舌质红，舌苔少，脉细。

中医诊断：胸痹心痛（心神不宁，虚火上行）。

西医诊断：心脏神经症。

治则：养心安神，滋阴清热。

处方：瓜蒌10g，薤白6g，丹参10g，柏子仁10g，首乌藤10g，磁石30g，炙甘草6g，龙齿30g，青蒿10g，地骨皮10g，浮小麦30g，牡蛎30g，五味子10g。

用法：共7剂，水煎400ml，日1剂，早晚饭后温服各200ml。

二诊：2019年9月25日。潮热盗汗症状明显好转，仍胸闷、心悸、胸痛，故去浮小麦、地骨皮、青蒿、五味子，加桃仁10g、红花10g、当归10g、川芎9g、首乌藤10g、酸枣仁30g。

三诊：2019年9月30日。心悸基本消失，胸闷、胸痛较前改善，去柏子仁继服。

按语：《伤寒杂病论》曰"血不利而为水"；《诸病源候论》云"诸痰者，此由血脉壅塞，饮水积聚而不消散，故成痰也"；《丹溪心法》中亦云"痰挟瘀血，遂成窠囊"。许师认为痰瘀互为心悸病的致病病理基础，治疗上多以化痰祛瘀为法，多用瓜蒌、薤白、丹参三药合用，疗效颇佳。瓜蒌理气宽胸，涤痰散结，为君药，薤白温通滑利，通阳散结，行气止痛，为臣药，两药相配，一祛痰结，一通阳气，相辅相成，为治胸痹之要药，佐以丹参活血化瘀止痛，三药共行，具有行气通滞、豁痰祛瘀之效，通胸阳而入心经，临床之效甚佳。柏子仁、首乌藤养心安神，炙甘草补益心气，五味子收敛耗散之心气，磁石镇惊安神，龙齿镇惊安神、清热除烦，青蒿、地骨皮清虚热，浮小麦止虚汗，养心安神，牡蛎重镇安神，潜阳补阴敛汗，五味子补肾宁心。

病案11

马某，男，53岁，2020年10月12日初诊。

患者诉心悸、胸闷半年，心悸时发时止，受惊易作，胸脘满闷，多汗，口干、口苦，大便秘结2～3日一行，小便短赤。舌质红，舌苔黄，脉弦滑。

中医诊断：心悸（痰郁化热，热扰心神）。

西医诊断：心律失常。

治则：清热化痰，宁心安神。

处方：瓜蒌10g，薤白10g，丹参10g，桃仁10g，红花9g，延胡索10g，僵蚕10g，全蝎6g，地龙9g，法半夏10g，竹茹10g，枳实10g，柏子仁10g。

用法：共7剂，水煎400ml，日1剂，早晚饭后温服各200ml。

服药7剂后患者症状改善，上方服用1个月。症状明显减轻。

按语：《素问·举痛论》“惊则心无所倚，神无所归，虑无所定，故气乱矣”。《丹溪心法·惊悸怔忡》中提出心悸当“责之虚与痰”的理论。故许师指出本病治当以清热化痰，宁心安神为法，处方选用瓜蒌薤白半夏汤+黄连温胆汤加减。方中用瓜蒌理气宽胸、涤痰散结，为君药。薤白温通滑利，通阳散结，行气止痛，为臣药。两药相配，一祛痰结，一通气机，为治胸痹之要药，使胸中阳气宣通，痰浊消而气机畅，则胸痹证可除。竹茹清热化痰，止呕除烦，全蝎、僵蚕息风止痉，祛风止痛，化痰散结。桃仁、红花以活血化瘀通络。丹参、地龙清热定惊，养血活血。全方清热化痰的同时不耗损心阳，诸药合用，共奏清热化痰，宁心安神之功。

病案12

田某，女，52岁，2020年10月15日初诊。

患者糖尿病病史2年，20天前无明显诱因出现心前区刺痛、胸闷气短，持续约1分钟后自行缓解，3天前症状复作且加重，伴口干，乏力，纳、寐一般，小便可，大便干，日一行。舌暗苔白，脉涩。

中医诊断：胸痹（胸阳痹阻）。

西医诊断：冠状动脉粥样硬化性心脏病。

治则：通阳开泄。

处方：全瓜蒌10g，薤白6g，丹参10g，桃仁6g，红花6g，路路通10g，木香10g，莱菔子30g，桂枝6g，赤芍10g，枳实10g，大黄6g，生甘草6g。

用法：共7剂，水煎400ml，日1剂，早晚饭后温服各200ml。

3剂后心前区刺痛基本消失，5剂后胸闷改善。

按语：许师认为胸痹的主要病机为胸阳痹阻，病位在心，涉及肝、脾、肾、肺等脏。心、肝、脾、肾、肺气血阴阳不足，心脉失养，不荣则痛，气滞、血瘀、寒凝、痰湿等痹阻胸阳，不通则痛。患者，脾虚不能运化水湿，湿邪阻碍中焦，津液失布，痰凝血瘀，络脉不通，故见胸闷胸痛。津液失布，大肠失于濡养，故大便干。方用全瓜蒌、薤白通阳，豁痰下气，丹参、桃仁等活血化瘀，木香、莱菔子、大黄理气通腑。

第二节 不寐

病案 1

王某，女，48岁，2022年1月21日初诊。

患者自诉近半年来间断性出现双下肢浮肿，寐欠安，每晚睡眠4～5小时，伴经行腹痛，腰酸困，时有口干、口苦，二便调。舌质红，苔少，脉细数。

中医诊断：不寐（心脾两虚，虚火内生）。

西医诊断：失眠症。

治则：健脾养心，养阴安神。

处方：远志10g，合欢花10g，牡蛎（煅）30g，磁石（先煎）30g，酸枣仁10g，淡竹叶9g，知母10g，黄芩10g，黄连6g，墨旱莲10g，夏枯草10g，玄参10g，黄柏10g，青皮10g，百合10g，茯苓10g。

用法：共7剂，水煎400ml，日1剂，早晚饭后温服各200ml。

二诊：2022年1月28日。腰痛明显，大便调，纳可，寐尚可。舌质淡红，苔薄白，脉弦细。故调整处方：在原方基础上去合欢花、酸枣仁，加牛膝10g、五味子10g、枸杞子10g、合欢皮10g、狗脊10g、杜仲10g、桑寄生10g。继服7剂。

三诊：2022年2月7日。患者诸症均较前明显好转。故调整处方：在原方基础上去杜仲、桑寄生、夏枯草、牡蛎、合欢皮、淡竹叶、知母。继服7剂。

按语：许公认为，患者久虚脾胃虚弱，脾胃为气血生化之源，脾虚则气血不足，血不荣则痛，故出现经行腹痛、腰酸困等。脾虚则生内热，故可见口干；虚火内灼胆汁，故可见口苦；脾虚气血亏虚，加之虚火内生，内扰心神，因此可见寐欠安、脉细数等。

方中君药酸枣仁、合欢花，同入心、肝二经，养血补肝、宁心安神；现代药理学指出，合欢皮、酸枣仁能够调节大脑皮质及海马中谷氨酸（Glu），γ- 氨基丁酸（GABA）及 5- 羟色胺（5-HT）含量，合欢花、酸枣仁亦能够延长睡眠时间及发挥显著的镇静催眠作用。牡蛎、磁石共为臣药，两者均可重镇安神；现代药理学指出其具有镇惊安神、催眠的作用。黄连味苦，性寒，归心、脾、胃、肝、胆、大肠经，具有清热燥湿、泻火解毒之功效，可用于治疗热盛伤阴，心烦不寐、血热吐衄、目赤、牙痛、消渴等病证，方如黄连阿胶汤（《伤寒论》）。百合，味甘，性寒，归肺、心经，《日华子本草》云其安心、定胆、益志、养五脏，具有养阴润肺、清心安神功效，主治肺阴虚证，阴虚有热之失眠、心悸及百合病，心肺阴虚内热证等。远志可开心窍，心窍开则神可安。玄参，性微寒，味甘、苦、咸，归肺、胃、肾经，具有滋阴凉血、泻火解毒、滋肾养阴功效；现代药理学指出其具有抗炎杀菌等作用。黄芩泻上焦之火、黄柏泻下焦之火、栀子泻三焦之火，导热下行，引邪热从小便而出。茯苓具有利水渗湿、健脾和胃、养心安神的功效；现代药理学指出，茯苓有利尿、镇静、抗肿瘤、降血糖、增加心肌收缩等功效。墨旱莲性寒，味甘、酸。归肝、肾经，有滋补肝肾、凉血止血的功效，主治肝肾阴虚或阴虚内热所致须发早白、头晕目眩、失眠多梦。淡竹叶可清心火、利小便，使阴阳相交则寐可安。知母，其味苦、甘，性寒，归肺、胃、肾经，具有清热泻火、生津润燥的功效；现代药理学指出，其具有抗肿瘤、抗菌消炎、免疫调节、清除自由基及抗氧化、抑制病毒生长等多种药理作用。二诊中，患者腰痛明显，考虑与肝肾不足相关，故去合欢花、酸枣仁；加牛膝、五味子、合欢皮、狗脊、杜仲、枸杞子等。三诊中，患者诸症好转，故去杜仲、桑寄生、夏枯草、牡蛎、合欢皮、淡竹叶、知母。全方共奏补益心脾、宁心安神之功，兼以滋阴清热。

病案 2

谢某，女，52 岁，2020 年 4 月 3 日初诊。

患者自诉长期睡眠不佳，且难以入睡，常常数小时才能进入睡眠，一有动静就醒，心烦、潮热，稍有汗出，稍有咳嗽、咳黄痰，纳、寐可，二便调。舌红少苔，脉细数。

中医诊断：不寐（心神不宁）。

西医诊断：失眠症。

治则：补心安神，清热。

处方：远志 10g，合欢花 10g，首乌藤 10g，磁石 30g，龙齿 30g，酸枣仁 10g，五味子 10g，柏子仁 12g，丹参 12g，青皮 10g，枳实 10g，莱菔子 30g，木香 10g，木蝴蝶 6g，金银花 30g，芦根 30g。

用法：共 14 剂，水煎 400ml，日 1 剂，早晚饭后温服各 200ml。

二诊：2020 年 4 月 17 日。服药 14 剂后，上述症状均明显好转。

按语：《景岳全书·杂证谟》指出“不寐证虽病有不一，然惟知邪正二字，则尽之矣。盖寐本乎阴，神其主也，神安则寐，神不安则不寐，其所以不安者，一由邪气之扰，一由营气之不足耳。有邪者多实证，无邪者皆虚证”。许师云，本病病机为肝郁化火，或痰热内扰，所以心神不宁。方中首乌藤、酸枣仁、柏子仁、合欢花均属养血安神之佳品，远志安神益智，磁石、龙齿重镇安神，五味子宁心安神，兼以木蝴蝶、金银花清热解毒、止咳，丹参清心除烦，青皮行气，莱菔子行气消食。气机畅，方可入眠，正如《黄帝内经》所云：“胃不和则卧不安。”

病案 3

王某，男，31 岁，2019 年 3 月 5 日初诊。

不寐 3 年余，加重 1 个月。因工作紧张，脑力不足，经常夜难入寐，重则仅能入睡 2 小时，常神疲乏力，注意力分散。现症见：入睡困难，精神差，伴心烦、耳鸣，偶有胃脘部胀痛不适，二便调。舌暗红苔薄白，脉细弦。

中医诊断:不寐(肝血不足,心神不宁)。

西医诊断:失眠症。

治则:健脾养血,疏肝,宁心安神。

处方:党参 15g,白术(炒)10g,酸枣仁 30g,柴胡 10g,枳壳 10g,赤芍 10g,香附 10g,远志 10g,山药 15g,防风 10g,薏苡仁 30g,炙甘草 6g。

用法:共 14 剂,水煎 400ml,日 1 剂,早晚饭后温服各 200ml。

二诊患者诉入睡略好,精神好转,偶有胃脘部胀痛。舌暗红苔薄白,脉细弦。原方去防风,加合欢花 10g、磁石 30g。继服 14 剂。随访 1 个月,患者入睡困难基本消失。

按语:《金匮要略·血痹虚劳病脉证并治》云“虚劳虚烦,不得眠,酸枣仁汤主之”。脾胃乃生化之源,故予党参、白术、炙甘草补气健脾,酸枣仁、远志、薏苡仁补益心脾安神。《素问》云:“胃不和则卧不安。”故以柴胡、香附、防风行气柔肝止痛,枳壳、赤芍行气舒脾,山药滋补肾阴。诸药合用,共奏健脾养血、疏肝、宁心安神之效。

病案 4

王某,女,61 岁,2022 年 12 月 29 日初诊。

患者平素失眠,夜间能睡 3~4 小时,且醒后不能入睡,甚至彻夜不眠,心烦,平素潮热,盗汗,胃酸,且有腹胀,二便调。舌质红,少苔,脉细数。

中医诊断:不寐(心神不宁,虚火上浮)。

西医诊断:失眠症。

治则:养心安神,清热除蒸。

处方:远志 10g,合欢花 9g,首乌藤 10g,磁石 30g,牡蛎(煅)30g,龙齿 30g,浮小麦 30g,酸枣仁 10g,青蒿 10g,地骨皮 10g,五味子 10g,淡竹叶 9g,黄连 3g。

用法:共 14 剂,水煎 400ml,日 1 剂,早晚饭后温服各 200ml。

服药 14 剂后诸症明显改善。

按语：失眠原因繁多。阳入于阴则寐，凡能影响阴阳相交者的各种因素，皆可导致不寐。邪阻而阴阳不交者，属实；正虚而阴阳不得相交者，属虚。而郁火内扰不得寐者，虚实皆有。许师云：失眠原因，虽说是不外虚、实两端，但虚虚实实，相互错杂，实在是太多了，所以很多人被失眠困扰。本例患者水亏火旺，邪热内蒸，故见潮热盗汗；虚火上炎，故见心烦；虚热扰心，心失所养，魂不守舍，则失眠。舌质红少苔，脉细数，也是虚热的表现。失眠一症，方书多责之于心，习用酸枣仁、柏子仁、合欢、首乌藤等药，养心安神以济安寐。

本方采用远志、合欢花、首乌藤、酸枣仁养心安神，五味子宁心安神，磁石、煅牡蛎、龙齿重镇安神；运用大量安神药，起到安神作用。浮小麦、五味子收敛止汗，青蒿、地骨皮，清热除蒸，淡竹叶清心除烦，黄连清胃降火。综观全方，养心安神、清心除烦、清热除蒸、收敛止汗，使诸症并除。

病案5

邹某，女，48岁，2022年1月19日初诊。

患者平素失眠，夜晚平均睡3～4小时。现头晕、心烦、心悸、胸闷、胸骨后疼痛，咳嗽痰多。舌质暗淡，舌苔薄白稍腻，脉细滑。

中医诊断：不寐（心神不宁，胸阳痹阻）。

西医诊断：失眠症。

治则：养心安神，化痰通痹。

处方：远志10g，合欢花9g，首乌藤10g，磁石30g，龙齿30g，茯神10g，莲子心10g，百合10g，五味子10g，酸枣仁10g，瓜蒌10g，薤白6g，延胡索10g，柏子仁10g，淡竹叶9g，灯心草3g。

用法：共7剂，水煎400ml，日1剂，早晚饭后温服各200ml。

服药7剂后诸症明显改善。

按语：许师云，失眠归属于中医学“不寐”的范畴，是一种常见的睡眠障碍性疾病。不寐在治疗中有虚有实，虚者多则于心脾两虚、心胆气虚、阴虚火旺，实者可见痰热、实火扰动心神，致心神不安，阴阳失调，阳不入阴而发病。

《景岳全书》云:“痰火扰乱,心神不宁,思虑过伤,火炽痰郁而致不眠者多矣。”清代唐容川《血证论·卧寐》中亦云:“盖以心神不安,非痰即火。”本方中应用远志、合欢花、首乌藤、酸枣仁、柏子仁、茯神、莲子心养心安神,百合、五味子宁心安神,磁石、龙齿重镇安神,运用大量安神药,起到安神的作用,瓜蒌、薤白宣通心阳,宽胸散结,延胡索活血行气,淡竹叶、灯心草清心除烦。综观全方,养心安神、宣通心阳、清心除烦,使诸症并除。

病案 6

刘某,女,50 岁,2019 年 5 月 21 日初诊。

患者因“寐差 2 年,加重 1 个月”为主诉就诊。症见:寐差,乏力,头晕时作,汗出,视物模糊,四肢麻木,无泡沫尿,夜尿 2 次,大便干,1～3 日一行。舌质红,舌苔白,脉弦。

中医诊断:不寐(心神不宁)。

西医诊断:失眠症。

治则:镇惊安神,养心清热。

处方:远志 10g,合欢花 6g,首乌藤 10g,磁石(煅)30g,牡蛎(煅)30g,龙齿 30g,酸枣仁 10g,青蒿 10g,地骨皮 10g,浮小麦 30g,大黄 6g,莱菔子 30g,黄芩 10g。

用法:共 7 剂,水煎 400ml,日 1 剂,早晚饭后温服各 200ml。

用药后症状明显改善,继服 14 剂而愈。

按语:更年期卵巢雌激素分泌逐渐减少及垂体促性腺激素增多,造成神经内分泌一时性失调,下丘脑 - 垂体 - 卵巢轴反馈系统失调和自主神经系统功能紊乱,或可能产生抑郁、焦虑症,这些往往是产生更年期失眠的主要原因。更年期失眠可以采用中医中药的辨证配伍治疗,综合调理脏腑功能,平衡阴阳,调节情志,同时配合一定的自我调节是可以逐渐康复的。

心血不足,心失所养,心神不宁而不寐。正如《景岳全书·不寐》所说:“无邪而不寐者,必营气之不足也,营主血,血虚则无以养心,心虚则神不守舍。”痰湿中阻，则清阳不升，浊阴不降，引起头晕。肾水亏损，水不济火，虚火妄动，上扰心神，故见不寐。

方中以磁石平肝潜阳、镇惊安神，远志宁心安神，共为君药；合欢花长于安神解郁，首乌藤养心安神，共为臣药；佐以龙齿、牡蛎，既可育阴潜阳、重镇安神，亦可收敛止汗；配伍青蒿、地骨皮、浮小麦滋阴敛汗，大黄、莱菔子理气通腑，黄芩清热泻火。

病案 7

朱某，女，47 岁，2019 年 11 月 5 日初诊。

渴饮多溲 5 年，周身困乏，口干、口苦，耳鸣，纳可，夜寐欠安、入睡困难、易醒，大便调。舌红少津苔少，脉细滑。

中医诊断：不寐（热盛伤津，胃火炽盛）。

西医诊断：失眠症。

治则：清热养阴，生津止渴。

处方：山麦冬 10g，五味子 10g，淡竹叶 9g，知母 10g，黄芩 10g，黄连 6g，黄柏 10g，薏苡仁 30g，磁石（煅）30g，蝉蜕 9g，水牛角 10g，钩藤 10g，石决明 10g。

用法：共 7 剂，水煎 400ml，日 1 剂，早晚饭后温服各 200ml。

二诊：2019 年 11 月 12 日。诉头痛，以头顶疼痛为主，其余症状均有所改善，故加藁本 10g。再服 1 周后悉症均减。

按语：本方为竹叶石膏汤加减，竹叶石膏汤主治“伤寒解后，虚羸少气，气逆欲吐”，中医常用“余热未退，津液已伤”来解释。消渴病时较长则出现虚热，此患者宜清胃热、益气阴，非实火可比，《类聚方广义》中指出竹叶石膏汤“治消渴食饮不止，口舌干燥”，故本方用淡竹叶除烦清热，加用知母之苦寒，意在泻火育阴生津。加用黄芩、黄连、黄柏清三焦湿热，最终以清热养阴，生津止渴收效。

病案 8

张某，男，40 岁，2019 年 8 月 7 日初诊。

患者诉夜寐欠安、入睡困难、易醒、多梦，疲乏，急躁易怒，时有腹胀，纳可，大便调。喜食辛辣刺激食物，久坐，熬夜。舌质暗，舌苔薄白，脉弦。

中医诊断：不寐（肝郁脾虚）。

西医诊断：失眠症。

治则：调肝理脾。

处方：当归 10g，白芍 20g，柴胡 10g，栀子 10g，白术（炒）15g，党参 15g，黄精 15g，龙胆 9g，黄连 6g，玄参 10g，广藿香 15g，佩兰 15g，竹茹 6g，酸枣仁（炒）30g，半夏 9g。

用法：共 7 剂，水煎 400ml，日 1 剂，早晚饭后温服各 200ml。

二诊：2019 年 8 月 14 日。患者睡眠及腹胀症状好转，上方加远志 10g、黄芩 10g，去黄精、玄参、龙胆。继服 2 周后症状明显改善。

按语：患者喜食辛辣刺激食物，阻碍脾胃运化，久则脾虚，加之久坐、熬夜，劳累导致肝气不舒，最终导致肝郁脾虚，肝气郁结，则急躁易怒；脾虚湿困，则疲乏、腹胀。在临床中，许师醒脾常用藿香、佩兰，健脾常用黄芪、茯苓，温脾常用白术，运脾常用木香、砂仁、山楂、神曲、麦芽，清脾常用黄连、黄芩、生石膏、大黄。

病案 9

王某，男，32 岁，2019 年 4 月 24 日初诊。

患者睡眠差，易醒，疲乏，易紧张，面部有痘，时有腹胀，纳可，大便每天 2～3 次，质地正常。平素嗜辣，工作压力大，运动量少。舌暗，苔薄白，脉弦。

中医诊断：不寐（肝郁脾虚）。

西医诊断：失眠症。

治则：疏肝理气，健脾祛湿。

处方：当归 10g，白芍 20g，柴胡 10g，栀子 10g，白术（炒）15g，党参 15g，黄精 15g，龙胆 9g，黄连 6g，玄参 10g，广藿香 15g，佩兰 15g，竹茹 6g，酸枣仁（炒）30g，半夏 9g。

用法：共 7 剂，水煎 400ml，日 1 剂，早晚饭后温服各 200ml。

一周后二诊，睡眠易醒、腹胀症状好转，上方加远志 10g、黄芩 10g，去黄精、玄参、龙胆。继服2周后症状明显改善。

按语：患者平素嗜辣，阻碍脾胃运化，久则脾虚，加之工作压力大以致肝气不舒，最终导致肝郁脾虚，肝气郁结，则易紧张、夜寐易醒；脾虚湿困，则疲乏、腹胀，大便次数增多。在临床中，许师醒脾常用广藿香、佩兰，健脾常用黄芪、茯苓，温脾常用白术，运脾常用木香、砂仁、神曲、焦三仙、焦槟榔、炒谷芽、炒稻芽，清脾常用黄连、黄芩、生石膏、大黄。

病案10

邢某，男，38岁，2019年9月24日初诊。

诉寐差，盗汗，早泄、腰酸困，膝关节疼痛。舌淡红，苔白，脉细。

中医诊断：不寐（肾阳不足，心神不宁）。

西医诊断：失眠症。

治则：补肾助阳，宁心安神。

处方：远志10g，合欢皮10g，首乌藤10g，磁石（煅）30g，龙齿30g，茯神10g，浮小麦30g，五味子10g，淡竹叶9g，女贞子10g，墨旱莲9g，金樱子10g，桑椹30g，白石英10g，桑寄生10g，补骨脂10g。

用法：共7剂，水煎400ml，日1剂，早晚饭后温服各200ml。

二诊：2019年10月8日。腰酸困、膝关节疼痛好转、寐同前。上方去桑寄生、补骨脂，加灯心草6g、薏苡仁30g。继服7剂。

三诊：2019年10月15日。寐差，早泄明显好转。舌淡，苔白腻，脉细。

处方：广藿香10g，薏苡仁30g，石菖蒲10g，荷叶9g，浮小麦30g，川牛膝10g，狗脊10g，桑寄生10g，覆盆子10g，补骨脂10g，金樱子10g，苦豆子10g，白石英10g，韭菜子10g，女贞子10g，墨旱莲9g。

继服7剂后症状均改善。

按语：远志养心安神，为君药，磁石（煅）、龙齿镇惊养心安神，为臣药。合欢皮解郁安神。首乌藤、茯神养心安神。浮小麦、五味子敛阴止汗。女贞子、墨旱莲补益肝肾。金樱子、桑椹、白石英补肾壮阳、涩精止遗。患者关节疼痛，加桑寄生、补骨脂以补肾健骨。淡竹叶清心火，寓意清补兼施，以防滋补太过、虚火上扰。二诊患者关节疼痛好转，去桑寄生、补骨脂，加灯心草清心利火，薏苡仁淡渗利湿，是以防止长时间滋补肝肾后虚火内生。三诊患者舌淡苔白腻，提示脾失健运，痰浊内生，故加广藿香芳香化湿、石菖蒲化痰清热、荷叶清热解暑。继续使用温肾助阳、涩精止遗之药。

病案 11

杨某，女，41 岁，2020 年 3 月 31 日初诊。

患者诉 2 年前出现失眠，夜间梦多，易醒，醒后即小便，小便量少，凌晨 5 点即醒，醒后难以入睡，纳可，二便调。舌质红，苔少，脉弦。

中医诊断：不寐（肾虚不固，心血亏虚）。

西医诊断：失眠症。

治则：滋阴益肾，养血安神。

处方：制远志 10g，合欢花 10g，首乌藤 10g，磁石（煅）30g，龙齿 30g，茯神 10g，龙眼肉 10g，莲子心 10g，黑芝麻 10g，金樱子 10g，灯心草 10g，何首乌 10g，莱菔子 30g。

用法：共 7 剂，水煎 400ml，日 1 剂，早晚饭后温服各 200ml。

二诊：2020 年 4 月 8 日。患者夜梦减少、夜尿频减轻减少。舌质淡红，苔少，脉细。上方去灯心草，加薏苡仁 30g，继服 20 剂，症状明显减轻。

按语：《医述·不寐》云“肾虚则不能藏纳心神于舍，故寐而不能沉，并不能久”。患者肾虚失于固涩，故小便频、早醒。方中远志安神益智，合欢花解郁安神，首乌藤、茯神宁心安神，煅磁石、龙齿镇惊安神，龙眼肉补益心脾、养血安神，黑芝麻、何首乌补肝肾、益精血，金樱子补肾固涩，莲子心、灯心草清心火，莱菔子行气。在多种补益药物中加入少量清泄、行气药物可起到补而不滞的作用。

病案 12

王某，女，50 岁，2019 年 5 月 15 日初诊。

患者 2 个月前出现失眠，梦多，易惊醒，每日睡眠 4～5 小时，纳可，大便干，3～5 天一行，小便调。舌红苔少，脉弦。

中医诊断：不寐（心虚胆怯）。

西医诊断：失眠症。

治则：镇惊安神。

处方：制远志 10g，合欢皮 10g，酸枣仁（炒）15g，首乌藤 10g，煅磁石（先煎）30g，龙齿（先煎）30g，茯神 10g，龙眼肉 10g，知母 10g，蜜百合 10g，淡竹叶 9g，牡蛎（先煎）30g，番泻叶 5g，芦荟 10g，灯心草 9g，莲子心 10g。

用法：共 14 剂，水煎 400ml，日 1 剂，早晚饭后温服各 200ml。

二诊：2019 年 5 月 29 日。患者症状减轻。上方去芦荟、灯心草，加五味子 9g、何首乌 9g、黑芝麻 10g，继服 14 剂后症状明显改善。

按语：患者夜间易惊醒，方中煅磁石、龙齿镇惊安神，患者梦多为心火上扰，加淡竹叶清心除烦，灯心草、莲子心清心火。同时配以制远志、合欢皮、炒酸枣仁、首乌藤、茯神、龙眼肉养心安神，百合养阴润燥安神，患者大便干，为内热伤阴，肠燥津枯，加番泻叶、芦荟清热润燥通便。患者为中年女性，肝肾不足，二诊增加五味子养阴，黑芝麻、何首乌滋肝肾之阴以治其本。

病案 13

侯某，女，55 岁，2019 年 9 月 2 日初诊。

患者神志清，精神欠振，自诉夜寐欠佳，入睡困难，易醒，醒后难以入睡，多梦，时感全身困重，口舌生疮，自觉咽部干、发痒，急躁，偶感胃脘部胀痛不舒，纳差，偶有恶心，不呃逆，小便调。舌红，苔薄黄，脉弦数。

中医诊断：不寐（心脾两虚，痰热内扰，心神不宁）。

西医诊断：失眠症。

治则：补益心脾，清热解毒，凉血安神。

处方：远志 10g，合欢花 10g，首乌藤 10g，磁石（先煎）30g，酸枣仁 10g，茯神 10g，青黛 9g，黄连 6g，青蒿 10g，地骨皮 10g，连翘 10g，浮小麦 30g，木香 10g，莱菔子 30g，金银花 30g，木蝴蝶 6g。

加舒眠胶囊，每次 1.2g，口服，每日 3 次。

用法：共 7 剂，水煎 400ml，日 1 剂，早晚饭后温服各 200ml。

二诊：2019 年 9 月 9 日。患者自诉夜寐、咽部干痒较前改善，时感双下肢酸困不适，大便可，每日一行。舌淡红，苔薄白，脉弦滑，故在前方的基础上减木蝴蝶，加薏苡仁 30g，继服 7 剂。

三诊：2019 年 9 月 17 日。上述症状均好转，舌质淡红，苔薄白，脉弦细。前方不变，继服 14 剂。

按语：许师认为，“脾在志为思”，“心主神明”，喜、怒、哀、乐等情志过极均可导致脏腑功能失调。该患者平素急躁，思虑过度，伤及心脾，心伤则阴血暗耗，神不守舍；脾伤则食少，纳呆，生化乏源，营血亏虚，心失所养，而发生不寐、多梦等病证。正如《景岳全书·不寐》所说：“无邪而不寐者，必营气之不足也，营主血，血虚则无以养心，心虚则神不守舍。”脾主四肢肌肉，血少气虚，故精神欠振、全身困重；饮食不节亦可致失眠，患者胃脘部胀痛不舒，纳差，恶心可由宿食停滞，脾胃受损，酿生痰热，壅遏于中，痰热上扰，胃气失和所致；血虚则津虚，内生一派热象，故可见口舌生疮等症。不寐的病位主要在心，与肝、脾、肾有关；基本病机为阳盛阴衰，阴阳失交，一为阴虚不能纳阳，二为阳盛不得入于阴。病理性质有虚实两面。该患者以肝郁化火、痰热内扰，心神不安为实；心脾两虚、心肾不交，心神失养为虚。但患者病久，故表现为虚实兼夹。《类证治裁·不寐》中云：“思虑伤脾，脾血亏损，经年不寐。”

本案方中合欢花、酸枣仁是治疗失眠常用的单味药及复方配伍中药，二者能够延长睡眠时间及发挥显著的镇静催眠作用。远志、茯神亦可开心窍、安心神，《神农本草经》言茯神“久服安魂养神”，可治心脾两虚、气血不足之失眠。首乌藤具有养血安神之功效；现代药理学指出，其可通过影响失眠患者血浆中 5- 羟色胺、多巴胺等从而改善失眠。莱菔子、木香健脾消食，行气除胀，以防脾虚失运，食积胃脘，而致使诸症加重。磁石镇静安神，平肝潜阳，聪耳明目。《本草备要》指出，黄连“入心泻火，镇肝凉血，燥湿开郁，解渴除烦，益肝胆，浓肠胃，消心瘀，止盗汗”，具有清热燥湿、泻火解毒之功。金银花、连翘、青黛三者均可疏风散热、清热解毒，连翘消肿散结，青黛凉血消斑。青蒿、地骨皮清虚热、除骨蒸、解热泻火；现代药理学研究指出，地骨皮具有解热、降低血压、降血糖、降血脂作用及抗微生物作用，对结核病及慢性炎症引起的低热、潮热等有较好效果，并能改善口渴。浮小麦益气、除烦、止汗。木蝴蝶入肺、肝、胃经，具有清肺利咽止咳，疏肝和胃之功。纵观全方，有补益心脾、清热解毒、凉血安神之效，并配伍中成药舒眠胶囊以疏肝解郁，宁心安神。二诊患者自诉夜寐、咽部干痒较前改善，时感双下肢酸困不适，大便可，日一行。舌淡红，苔薄白，脉弦滑，故在前方的基础上减木蝴蝶，加薏苡仁利湿健脾、舒筋除痹，继服 7 剂。三诊上述症状均好转，舌质淡红，苔薄白，脉弦细。前方不变，继服 14 剂。

病案 14

闫某，男，54 岁，2019 年 1 月 3 日初诊。

患者神志清，精神欠振，自诉夜寐差，不易入睡，入睡后易醒，夜梦频多，时有气短、心悸、出汗，口干，无口苦、恶心，纳差，大便干(用药后可)，小便调。舌红，苔薄白，脉弦细。

中医诊断：不寐(心神不宁，腑气不通，湿瘀阻络)。

西医诊断：失眠症。

治则：养心安神，清热燥湿通腑，活血祛瘀。

处方：远志 10g，合欢花 10g，首乌藤 10g，磁石(先煎)30g，茯神 10g，龙眼肉 10g，柏子仁 10g，酸枣仁 10g，丹参 10g，灯心草 6g，五味子 10g，大黄 6g，莱菔子 30g。

加舒眠胶囊，每次 1.2g，口服，每日 3 次。

用法：共 7 剂，水煎 400ml，日 1 剂，早晚饭后温服各 200ml。

二诊：2019 年 1 月 10 日。患者自诉夜寐较前改善，偶有肢体困乏，大便可，每日一行。舌淡红，苔薄白，脉弦滑，故在前方的基础上减柏子仁，加薏苡仁 30g。继服 14 剂。

三诊：2019 年 1 月 17 日。上述症状均好转，舌质淡红，苔薄白，脉弦细，前方不变，继服 7 剂。

按语：许师认为："脾在志为思"，"心主神明"，该患者平素饮食不佳而致脾功能失调，生化乏源，其暗耗心血，神明无主，表现出神不守舍、心血不足，而脾虚则营血亏虚，使之无法滋养心神而逐渐引起不寐、多梦等不适症状。脾主四肢肌肉，血少气虚，故精神欠振；脾气虚，气虚则固摄无权，可见患者汗出；肝血虚，魂不守舍，影响心神而不安，可致气短、心悸；津血同源，血虚则津虚，内生一派热象，故可见患者口干；因患者脾虚津血亏虚，故津血不润肠，可见便干。《类证治裁·不寐》中云："思虑伤脾，脾血亏损，经年不寐。"方中合欢花、酸枣仁是治疗失眠常用的单味药及复方配伍中药，合欢皮、酸枣仁能够调节大脑皮质及海马中谷氨酸（Glu）、GABA 及 5-HT 含量，合欢花、酸枣仁亦能够延长睡眠时间及发挥显著的镇静催眠作用。远志、茯神亦可开心窍、安心神；在《神农本草经》言茯神"久服安魂养神"，可治心脾两虚、气血不足之失眠。首乌藤具有养血安神之功效，现代药理学指出首乌藤可通过影响失眠患者血浆中 5- 羟色胺、多巴胺等从而改善失眠。方中莱菔子健脾消食、行气除胀，以防脾虚失运，食积胃脘，而致使诸症加重。磁石镇静安神，平肝潜阳，聪耳明目。龙眼肉养血安神、补益心脾、改善免疫，消除疲劳。柏子仁安神养心、润肠通便、增强记忆。丹参既可以活血化瘀止痛，又可以除烦安神。灯心草清心火，利尿安神。五味子收敛固涩，益气生津，宁心安神。大黄味苦、微涩，可泻下攻积、清热泻火燥湿、活血祛瘀，能荡涤胃肠积热。纵观全方，有补益心脾、养血安神、清热燥湿、活血祛瘀之效，配伍中成药舒眠胶囊以疏肝解郁，宁心安神。二诊患者自诉夜寐较前改善，大便可，每日一行，偶感肢体困乏不舒，舌淡红，苔薄白，脉弦滑，故在前方的基础上减柏子仁，加薏苡仁以利湿健脾、舒筋除痹，继服 14 剂。三诊上述症状均好转，舌质淡红，苔薄白，脉弦细，前方不变，继服 7 剂。

病案 15

贾某,女,58 岁,2019 年 6 月 17 日初诊。

患者诉 1 个月前始出现入睡困难,易醒,多梦,潮热多汗,神疲食少,伴头目眩,偶感腹胀,排气多,大小便可。舌质淡红,舌苔薄白,脉弦细。

中医诊断:不寐(心神不宁,心脾两虚)。

西医诊断:失眠症。

治则:补益心脾,镇静安神。

处方:党参 10g,白术 10g,甘草 10g,当归 10g,黄芪 10g,远志 10g,酸枣仁 10g,茯神 10g,莱菔子 10g,龙眼肉 10g,木香 10g,合欢花 10g,浮小麦 30g,磁石 30g。

用法:共 7 剂,水煎 400ml,日 1 剂,早晚饭后温服各 200ml。

二诊:2019 年 6 月 24 日。无腹胀、排气,入睡困难、易醒、多梦,潮热多汗等症状较前好转,仍偶感神疲食少,伴头目眩,大小便可。舌淡红,苔薄白,脉弦细。故调整方药,前方去莱菔子、酸枣仁,改浮小麦为 15g。

三诊:2019 年 7 月 2 日。无多梦、潮热症状,入睡困难、易醒、头晕较前好转,无明显汗出,纳可,大小便正常。舌淡红,苔薄白,脉弦细。故守原方继续服药。

按语:许师认为,不寐在《黄帝内经》称为“不得卧”“目不瞑”,是以经常不能获得正常睡眠为特征的一类病证。多由情志所伤、饮食不节、劳逸失调、久病体虚等因素引起脏腑功能紊乱,气血失和,阴阳失调,致阳不入阴而发病。病位主要在心,涉及肝、胆、脾、胃、肾,病性有虚有实,且虚多实少。治疗以补虚泻实,调整脏腑阴阳为原则。方中以党参、黄芪、白术、甘草甘温之品补脾益气以生血,使气旺而血生;当归、龙眼肉甘温补血养心;茯神、酸枣仁、远志宁心安神;莱菔子消食除胀,降气化痰;合欢花解郁安神,活血祛瘀;浮小麦补虚、止汗,退热除烦;木香辛香而散,理气醒脾;磁石镇静安神,与益气健脾药配伍,既可复中焦运化之功,又能防大量益气补血药滋腻碍胃,使补而不滞，滋而不腻，理气健脾，镇静安神。诸药合用，共奏补益心脾、镇静安神之功效。二诊患者无腹胀、排气，入睡困难、易醒、多梦，潮热多汗等症状较前好转，故调整处方，前方去莱菔子、酸枣仁，改浮小麦为15g。三诊患者诸症状好转，故守原方继续服药。嘱患者防受寒，饮食宜清淡，不宜过食肥甘，不宜过饱，更忌浓茶、咖啡及吸烟，保持精神舒畅，若有不适门诊随访等。

病案16

薛某，女，41岁，2018年12月28日初诊。

患者自诉间断失眠多年，平素工作繁忙，压力大，经常出现失眠，常常每晚可睡3～4小时，多梦、易醒，醒后难以入睡，白天时感心烦、疲乏，偶感头昏，有潮热、多汗（以夜间尤甚），口干、口苦，月经不调，无心悸、胸闷，无头痛，双下肢无水肿，纳可，大便稍干，日一行，小便调。舌质淡红苔薄白，脉细弦。

中医诊断：不寐（心脾两虚证）。

西医诊断：失眠症。

治则：补益心脾，养心安神。

处方：黄连6g，远志10g，合欢花10g，首乌藤10g，磁石30g，牡蛎30g，龙骨30g，龙齿30g，五味子10g，浮小麦30g，茯神10g，青蒿10g，地骨皮10g，连翘10g，莱菔子30g，番泻叶3g。

用法：共7剂，水煎400ml，日1剂，早晚饭后温服各200ml。

二诊：2019年1月4日。患者诉睡眠较前改善，梦有所减少，白天诸症亦有所改善，仍有潮热、多汗、口干、口苦，二便尚可。舌质暗苔薄白，脉弦细滑。故调整处方，上方改茯神为12g，青蒿为12g，地骨皮为12g，番泻叶1g。继服14剂。

三诊：2019年1月18日。患者诉睡眠较前进一步改善，口干、口苦较前缓解，双下肢稍有浮肿，二便调。舌质淡苔薄白，脉细弦。故调整处方，在二诊基础上去黄连，五味子改为10g，加冬瓜皮30g。继服7剂。

按语：许老认为，不寐是邪气客于脏腑，卫气行于阳，不能入于阴所致，

“脾在志为思”，“心主神明”。该患者平素工作繁忙，压力大，其一可致脾失健运，生化乏源，其二暗耗心血，神明无主，故失眠。失眠加重焦虑而致心烦，焦虑又可引起失眠，形成恶性循环。脾失健运，清阳不升，故头昏不适；脾主四肢肌肉，血少气虚，故疲劳；肝经血虚，魂不守舍，影响心神而不安，也可致月经不调；患者素体阴虚，阴衰于下，不能上奉于心，水火不济，心火独亢，耗伤津血，可见潮热、多汗、口干、口苦等症；因患者脾虚津血亏虚，故津血不润肠，可见便干。

本案方中龙骨、牡蛎、龙齿、磁石可重镇安神，龙骨、牡蛎为张仲景所设柴胡加龙骨牡蛎汤中的经典安神药对，现代药理学指出其具有镇惊安神、抗惊厥、催眠等作用。首乌藤具有养血安神之功效，现代药理学指出，其可通过影响失眠患者血浆中 5- 羟色胺、多巴胺等从而改善失眠。茯神可健脾养心安神，在《神农本草经》言茯神“久服安魂养神”，可治心脾两虚、气血不足之失眠。远志镇静安神，解郁。现代研究指出合欢花解郁安神，能够调节大脑皮质及海马中 Glu、GABA 及 5-HT 含量，亦能够延长睡眠时间及发挥显著的镇静催眠作用。莱菔子可降气、消食除胀，番泻叶泻热、行滞、通便，两者共同缓解便秘。青蒿芳香清透，能清透邪热，地骨皮善清阴分伏热，二药合用，退骨蒸潮热。黄连、连翘清热降火，浮小麦益气、除热、止汗，三药合用既可清实热也可清虚热。现代药理学研究指出，五味子含有的有效成分五味子酯甲有镇静安神作用。二诊患者诉睡眠较前改善，梦有所减少，白天诸症亦有所改善，仍有潮热、多汗、口干、口苦，二便尚可，舌质暗苔薄白，脉弦细滑，故暂不调整方药，稍加修改药量，继服 14 剂。三诊患者诉睡眠较前进一步改善，口干、口苦较前缓解，二便调，双下肢稍有浮肿，舌质淡苔薄白，脉细弦，故调整方药为在二诊基础上去黄连，加冬瓜皮以利水消肿、清热。继服 7 剂。并嘱患者平素放松心情，多运动，减轻精神压力。

第七章 肝胆系病证

第一节 风眩

病案 1

王某,女,48 岁,2019 年 5 月 8 日初诊。

发现血压高半年。现症见:血压 140/90mmHg,头晕头蒙,目眩,视物旋转,偶感乳腺胀痛,失眠多梦,急躁易怒,易出汗,大小便可。舌淡红,苔薄白,脉弦细。

中医诊断:风眩(肝阳上亢)。

西医诊断:高血压。

治则:平肝潜阳,滋养肝肾。

处方:天麻 10g,钩藤(后下)10g,石决明 10g,黄芩 10g,栀子 5g,益母草 10g,牛膝 10g,杜仲 10g,桑寄生 10g,茯神 30g,首乌藤 9g,淡竹叶 10g,知母 10g,麦冬 10g,大黄 6g。

用法:共 7 剂,水煎 400ml,日 1 剂,早晚饭后温服各 200ml。

二诊:2019 年 5 月 15 日。无汗出,失眠多梦、急躁易怒等症状好转,头晕头蒙、目眩、视物旋转较前减轻,偶有乳腺胀痛,大小便可。舌淡红,苔薄白,脉弦细。故调整方药,前方去麦冬。

三诊:2019 年 5 月 23 日。无易怒,乳腺胀痛、头晕头蒙好转,寐安,大小便正常。舌淡红,苔薄白,脉弦细。故守原方继续服药。

按语：许师认为，眩晕是由于情志、饮食内伤、体虚久病、失血劳倦及外伤、手术等病因，引起风、火、痰、瘀上扰清窍或精亏血少，以清窍失养为基本病机，以头晕、眼花为主要临床表现的一类病证。本病的临床表现特征是头晕与目眩，轻者仅眼花，头重脚轻，或摇晃浮沉感，闭目即止，重则如坐车船，视物旋转，甚则欲仆。或兼目涩耳鸣，少寐健忘，腰膝酸软；或恶心呕吐，面色苍白，汗出肢冷等。发作间歇期长短不一，可为数月发作一次，亦有一月数次。常可有情志不舒的诱因，但也可突然起病，并可逐渐加重。眩晕若兼头胀而痛，心烦易怒，肢麻震颤者，应警惕发生中风。正如清代李用粹《证治汇补·中风》所说："平人手指麻木，不时眩晕，乃中风先兆，须预防之。"

本案方中天麻、钩藤、石决明平肝息风；黄芩、栀子清肝泻火；益母草活血利水；牛膝引血下行，配合杜仲、桑寄生补益肝肾；淡竹叶、知母、麦冬滋阴生津；茯神、首乌藤养血安神定志。全方共奏平肝潜阳、滋补肝肾之功。二诊根据患者临床表现调整方药，前方去麦冬。三诊患者诸症较前好转，故继服前方。嘱患者防受寒，清淡饮食，多吃蔬菜、水果，忌烟酒、油腻、辛辣之品，适量运动，不适门诊随访等。

病案2

努某，男，59岁，2019年3月13日初诊。

患者头晕、头痛1周余，视物模糊，口干，偶有心悸、胸闷，时有胃脘部胀满不适，右侧胁肋部胀满，颈肩部酸痛，腰痛，双膝关节疼痛，纳可，寐安，夜尿3次，大便干，1～3日一行。既往糖尿病、胆结石病史。平素工作、生活琐事较多，情志不舒，饮食油腻。舌红苔黄腻，脉弦滑。

中医诊断：风眩（肝热上扰，腑气不通）。

西医诊断：高血压。

治则：清热平肝，通腑泄浊。

处方：水牛角粉10g，钩藤10g，珍珠母30g，胆南星6g，地龙9g，陈皮10g，木香10g，大腹皮10g，莱菔子30g，法半夏9g，竹茹10g，丹参10g，金钱草 10g,炙鸡内金 9g,海金沙 10g。

用法:共 7 剂,水煎 400ml,日 1 剂,早晚饭后温服各 200ml。

二诊:2019 年 3 月 20 日。患者头晕、头痛症状略有减轻,胃脘部胀满未见改善,时有反酸。

调整处方:水牛角 10g,钩藤 10g,胆南星 6g,石菖蒲 10g,珍珠母 30g,桑枝 10g,牛膝 10g,地龙 9g,红花 9g,鸡血藤 10g,桑叶 10g,荷叶 9g,旋覆花 10g,煅赭石 30g,紫苏梗 10g,煅瓦楞子 30g。

继服 14 剂。

三诊:2019 年 4 月 3 日。患者头晕、头痛减轻,胃脘部胀满、反酸症状已消失,大便干,3～4 日一行,仍有关节疼痛。上方去旋覆花、煅赭石、紫苏梗、煅瓦楞子,加荷叶 9g、番泻叶 2g、莱菔子 30g、香附 12g、乌药 9g。继服 14 剂,症状均好转。

按语:《类证治裁·眩晕》云“良由肝胆乃风木之脏,相火内寄,其性主动主升;或由身心过动,或由情志郁勃,或由地气上腾,或由冬藏不密,或由高年肾液已衰,水不涵木……以至目昏耳鸣,震眩不定”。该患者年近六旬,平素情志不舒,肝气郁结,气郁化火,肝阴耗伤,风阳易动,上扰头目,发为眩晕。同时患者饮食油腻,损伤脾胃,以致脾运失司,水湿内停,湿阻气滞,腑气不通。故许师以水牛角粉清热凉血定惊为君药;钩藤清热平肝、息风止痉,为臣药;佐以珍珠母镇惊安神,胆南星清热化痰,地龙活血通络,陈皮、木香、大腹皮、莱菔子燥湿理气通腑,法半夏、竹茹化痰降逆,丹参活血祛瘀,金钱草、海金沙清利肝胆湿热,炙鸡内金消食健胃,同时有化坚消石之功。二诊后患者胃脘部胀满未见改善,时有反酸,调整方药,加旋覆花、煅赭石、紫苏梗、煅瓦楞子等药。《本经逢原》说:“旋覆花升而能降,肺与大肠药也,其功在于开结下气,行水消痰。”《医学衷中参西录》说:“赭石……能生血兼能凉血,其质重坠,又善镇逆气,降痰涎,止呕吐,通燥结。”两药合用,苦辛通降,镇逆行水,软坚消痰,寒热相配,相互制约,理气降逆,活血化痰。煅瓦楞子制酸,紫苏梗理气。

病案3

周某，女，64岁，2019年8月8日初诊。

患者1个月前无明显诱因出现头晕反复发作，测血压145/80mmHg，后多次监测血压波动在130～150/80～95mmHg，偶有耳鸣，脾气急躁，纳可，二便调，寐欠安，梦多。舌质红，苔少，脉弦。

中医诊断：风眩（肝阳上亢）。

西医诊断：高血压。

治则：平肝息风。

处方：水牛角10g，钩藤10g，珍珠母30g，决明子10g，蒺藜10g，胆南星9g，石菖蒲10g，蝉蜕9g，磁石30g，牡蛎30g，天竺黄9g，女贞子10g，墨旱莲9g。

用法：共7剂，水煎400ml，日1剂，早晚饭后温服各200ml。

二诊：2019年8月15日。患者头晕好转，双下肢水肿，舌质红，苔少，脉弦。上方去天竺黄、女贞子、墨旱莲，加车前子10g、葶苈子10g、冬瓜皮30g。继服7剂。

三诊：2019年8月23日。诸症好转，双下肢不肿。舌质红，苔白，脉弦。

调整处方：天麻10g，钩藤10g，决明子10g，蒺藜、10g，石菖蒲10g，胆南星9g，蝉蜕9g，磁石30g，牡蛎30g，珍珠母30g。继服14剂，无头晕。

按语：诸风掉眩，皆属于肝。阳动则风生，肝缓则风息；阴虚则阳亢，液足则阳潜。本例患者头晕、脾气急躁，舌质红，苔少，脉弦。症状虽复杂，总不外阴虚阳亢、水不涵木、肝风上扰证。予天麻钩藤饮加减，钩藤平肝息风，决明子、磁石、牡蛎平肝潜阳，蒺藜平肝解郁，水牛角、蝉蜕清热凉血，胆南星、石菖蒲、天竺黄清热化痰，女贞子、墨旱莲滋肝肾之阴。二诊时患者出现双下肢水肿，加车前子、葶苈子、冬瓜皮以利水消肿，三诊时水肿已消，继续调整药物治疗两周后无明显头晕症状。

病案4

许某，女，68岁，2018年3月12日初诊。

头晕，时有咳嗽，少量黏痰，不易咳出，双目干涩，纳可，夜寐欠安，小便调，大便便秘，3～4 日一行，质干。舌质红舌苔白腻，脉细滑。

中医诊断：风眩（肝阳上扰）。

西医诊断：缺血性脑梗死。

治则：平肝潜阳。

处方：天麻 10g，钩藤 10g，水牛角粉 10g，珍珠母 30g，龙胆 9g，桑叶 10g，菊花 10g，番泻叶 3g，葛根 10g，炙麻黄 10g，苦杏仁 9g，甘草 6g，枇杷叶 9g，款冬花 10g，桑白皮 30g。

用法：共 7 剂，水煎 400ml，日 1 剂，早晚饭后温服各 200ml。

上方服用 7 剂后复诊，因诉头顶疼痛，故加藁本 10g；大便干结，3～4 日一行，故加大黄 6g、火麻仁 30g。服药 14 剂后病情明显减轻。

按语：此患者症状均为肝阳上扰所致，许师认为应当以滋阴潜阳或平肝清降为主。此患者以天麻钩藤饮为主方，天麻、钩藤、水牛角粉、珍珠母为主药，可减轻眩晕等症。肝开窍于目，故而双目干涩，佐以桑叶、菊花以清热明目。又因咳嗽，用三拗汤加枇杷叶、款冬花、桑白皮，既能温肺散寒，又能润肺清热。二诊时加头顶痛一症，且大便干结，故增加润肠清热之品，疗效甚好。

病案 5

杨某，女，78 岁，2019 年 4 月 17 日初诊。

风眩病史 12 年余。症见：头痛、头晕，口干、口苦，胁肋胀痛，腰膝酸困，胸闷、心悸，盗汗，反酸，夜寐差，多梦，纳可，小便调，大便干，一周一行。舌质暗红，舌苔薄白欠津，脉细滑。

中医诊断：风眩（脾失健运，腑气不通）。

西医诊断：高血压病 3 级。

治则：健脾行气。

处方：陈皮 10g，大腹皮 10g，槟榔 10g，厚朴 9g，枳实 10g，莱菔子 30g，茵陈 10g，大黄 6g，首乌藤 10g，磁石 30g，酸枣仁 10g，牛膝 10g，木瓜 10g，伸筋草 9g。

用法：共 7 剂，水煎 400ml，日 1 剂，早晚饭后温服各 200ml。

二诊：2019 年 4 月 24 日。夜寐可，大便调，故去大黄、首乌藤、磁石、酸枣仁，加海风藤 10g、络石藤 10g、鸡血藤 10g、麻黄根 30、浮小麦 30g。

三诊：2019 年 4 月 30 日。盗汗基本消失，故去麻黄根、浮小麦，继服。

按语：《古今医统大全·眩晕宜审三虚》认为“肥人眩运，气虚有痰；瘦人眩运，血虚有火；伤寒吐下后，必是阳虚”。本案处方主治脾失健运、腑气不通所致风眩，方中茵陈清热利湿；陈皮理气健脾，燥湿化痰；大腹皮行气宽中；槟榔、莱菔子行气；厚朴味苦、辛，性温，旨在升清降浊以醒脾燥湿，可行气消满，且芳香之性在行气同时可兼顾祛湿；枳实破气化痰；大黄泻下通便；首乌藤、磁石镇惊安神；酸枣仁、首乌藤养心安神；牛膝补肝肾，强筋骨；木瓜平肝舒筋，和胃化湿；伸筋草舒筋活络。

病案 6

周某，男，77 岁，2020 年 4 月 9 日初诊。

患者自诉头晕、耳鸣 5 年余。患者反复头晕、耳鸣，头目胀痛，常易被激怒，失眠多梦，脾气急躁，纳、寐可，二便调。舌红苔黄，脉弦。

中医诊断：眩晕（肝阳上亢证）。

西医诊断：高血压。

治则：平肝潜阳，清火息风。

处方：水牛角 10g，钩藤 10g，天麻 10g，地龙 9g，胆南星 6g，僵蚕 9g，桑枝 10g，牛膝 10g，鸡血藤 10g，络石藤 10g，珍珠母 30g，白芍 10g。

用法：共 14 剂，水煎 400ml，日 1 剂，早晚饭后温服各 200ml。

二诊：2020 年 4 月 23 日。服药 14 剂后，上述症状均明显好转。

按语：许师云，本病病位在脑窍，其病变脏腑与肝、脾、肾三脏相关。肝乃风木之脏，其性主动主升，若肝肾阴亏，水不涵木，阴不维阳，阳亢于上，或气火暴升，上扰头目，则发为眩晕。诚如《素问》云“诸风掉眩，皆属于肝”。方中天麻、钩藤、水牛角平肝潜阳息风；地龙清热定惊；鸡血藤、络石藤活血，祛风，通络；牛膝补益肝肾；胆南星、僵蚕祛外风；白芍柔肝滋阴。诸药合用，共奏平肝潜阳、清火息风之效。

第二节　胁痛

病案 1

胡某，女，68 岁，2019 年 8 月 13 日初诊。

右侧胁肋部胀痛间断发作 3 年，时伴有后背胀痛、恶心，曾行腹部 B 超提示胆囊结石，患者拒绝手术治疗，间断服用消炎利胆片、胆舒胶囊等治疗，症状时有反复。现症见：右侧胁肋部胀痛间断发作，时伴有后背胀痛、恶心，纳少，寐欠佳，小便调，大便干燥，2～4 日一行。查舌质暗红有瘀点，舌苔黄腻，脉滑。

中医诊断：胁痛（湿热内蕴，痰瘀互结）。

西医诊断：自主神经功能紊乱。

治则：清热祛湿，活血行气。

处方：旋覆花 10g，赭石 10g，泽兰 10g，川楝子 6g，金钱草 10g，延胡索 10g，陈皮 10g，茯苓 10g，土茯苓 10g，薏苡仁（生）30g，藕节 10g，郁金 10g，王不留行 10g，苍术 10g，厚朴 9g，黄连 10g，黄芩 10g，栀子 10g，大黄 9g。

用法：共 7 剂，水煎 400ml，日 1 剂，早晚饭后温服各 200ml。

1 周后二诊，发作次数较前减少，随证加减，治疗 3 个月余，症状明显改善。

按语：《本经逢原》说“旋覆花升而能降，肺与大肠药也，其功在于开结下气，行水消痰”。《医学衷中参西录》说“赭石……能生血兼能凉血，其质重坠，又善镇逆气，降痰涎，止呕吐，通燥结”。旋覆花、赭石两药合用，苦辛通降，镇逆行水，软坚消痰，寒热相配，相互制约，理气降逆，活血化痰。方中合用平胃散燥湿健脾，黄连解毒汤清热，再以泽兰调左右肝脾之血，藕节行上下通行之血，使全身之血畅行，佐以郁金、川楝子行气，王不留行活血通经。综观全方，气、血、痰、瘀兼顾。

病案 2

古某，女，61 岁，2022 年 9 月 28 日初诊。

患者于 5 年前患胆囊炎，其后每因进食油腻及情志抑郁诱发右胁疼痛，腹胀，食少纳呆，大便溏泄或先干后溏，无明显寒热。近半年来右胁部持续隐痛，进食后胀闷不舒，乏力，倦怠，食量渐减。舌质暗红，苔稍黄腻，脉弦细。

中医诊断：胁痛（胆失疏泄）。

西医诊断：自主神经功能紊乱。

治则：疏肝利胆。

处方：鸡内金 6g，金钱草 10g，陈皮 10g，木香 10g，大腹皮 10g，槟榔 10g，厚朴 9g，枳实 10g，莱菔子 30g，旋覆花 10g，赭石 30g，川楝子 9g，佛手 10g。

用法：共 7 剂，水煎 400ml，日 1 剂，早晚饭后温服各 200ml。

服药 7 剂后诸症明显改善。

按语：许师云，胆囊炎属中医学“胁痛”范畴，其治本属平常，但并发息肉，其治又有不同，因息肉在中医为“积”，其治必须消癥散结，故在本例治疗中以疏肝利胆为主，同时随证加入理气消食之药，使胆囊炎获同步稳定好转。本方中金钱草清热利湿、排石解毒、散瘀止痛，鸡内金和金钱草配伍，促进胆囊结石排泄，陈皮、木香、厚朴、枳实、大腹皮、旋覆花、川楝子、佛手健脾行气，疏肝理气，赭石平肝潜阳，莱菔子、槟榔消食除胀。综观全方，疏肝利胆，健脾理气，使诸症并除。

第八章 肾系病证

第一节　水肿

病案

蔡某，女，76岁，2020年3月24日初诊。

患者小便不利、色黄、量少，烦渴欲饮，偶有吐涎沫，头目眩晕，时有气短，咳嗽、咳痰，量少色白，偶有腰部酸痛不适，大便可，双下肢肿痛不适。舌质淡红苔薄白，脉弦滑略浮。

中医诊断：水肿（瘀水互结）。

西医诊断：慢性肾功能不全。

治则：利水渗湿，逐瘀通经。

处方：桂枝10g，泽泻30g，白术12g，茯苓10g，猪苓10g，蝉蜕9g，车前草10g，葶苈子10g，薏苡仁30g，冬瓜皮30g，益母草30g，桑白皮30g，玉米须30g，鹿衔草10g，大黄6g。

用法：共7剂，水煎400ml，日1剂，早晚饭后温服各200ml。

二诊：2020年3月31日。患者咳嗽、小便不利、烦渴欲饮等诸症较前好转，但仍感双下肢肿痛不适，在前方基础上去鹿衔草，加牛膝10g。继服7剂。

三诊：2020年4月8日。患者上述症状均好转，夜寐欠佳，故在前方基础上加茯神、首乌藤各10g。继服7剂。

按语：许师认为水肿是体内水液潴留，泛滥肌肤导致的以头面、眼睑、四肢、腹背，甚至全身浮肿为特征的一类病证，其病位在肺、脾、肾，关键在肾，基本病机为肺失通调，脾失转输，肾失开阖，三焦气化不利，病理性质有阴水、阳水之分，阳水属实，阴水属虚或虚实夹杂，阳水失治、误治损伤脾肾，可转化成阴水；阴水复感外邪或饮食不节，使肿势加剧，呈现阳水的证候，而成本虚标实之证。《素问·水热穴论》指出："故其本在肾，其末在肺。"《素问·至真要大论》又指出："诸湿肿满，皆属于脾。"《素问·汤液醪醴论》提出"平治于权衡，去宛陈莝……开鬼门，洁净府"的治疗原则。《金匮要略》以表里上下为纲，将水肿分为风水、皮水、正水、石水、黄汗五种类型。该书又根据五脏发病的机制及证候将水肿分为心水、肝水、肺水、脾水、肾水。在治疗上提出了发汗、利尿治法的适应证："诸有水者，腰以下肿，当利小便，腰以上肿，当发汗乃愈。"《备急千金要方》首次提出了水肿必须忌盐的观点。《仁斋直指方·虚肿方论》创立活血利水法治疗瘀血水肿。

本案例用五苓散加减以利水渗湿、逐瘀通经。本方在《伤寒论》中，原治太阳表邪未解，内传太阳之腑，以致膀胱气化不利，遂成太阳经腑同病之蓄水证。其症以小便不利为主，同时伴口渴欲饮。由于水蓄不化，精津不得输布，故渴欲饮水。愈饮愈蓄，愈蓄愈渴，饮入之水，无有去路，甚则水入即吐，而成"水逆证"。治宜急利其小便，兼解外邪，水气一去，清阳自升，水津四布，则小便通利，烦渴自止。本病肺失通调，脾失转输，使水湿不能运化，清阳不升而不能上濡头目，故可见头目眩晕、气短、咳嗽、咳痰，水湿瘀阻经隧，脉络不利，瘀阻关节而致肿痛不适。方中重用泽泻为君，取其甘淡性寒之性，直达肾与膀胱，利水渗湿。臣以茯苓、猪苓之淡渗，增强利水渗湿之力。佐以白术健脾而运化水湿，转输精津，使水精四布，而不直驱于下。又佐以桂枝，一药二用，既外解太阳之表，又内助膀胱气化。《素问·灵兰秘典论》说："膀胱者，州都之官，津液藏焉，气化则能出矣。"桂枝能入膀胱温阳化气，故可助利小便之功。若欲其解表，又当服后多饮暖水取汗，以水热之气，助人体之阳气，以资发汗，使表邪从汗而解。车前草清热利尿,通淋祛痰,凉血解毒。薏苡仁健脾除湿,清热排脓。冬瓜皮清热,利水消肿,生津止渴。蝉蜕疏散风热,利咽开音,息风止痉。葶苈子、桑白皮泻肺平喘,行水消肿。《本草求真》中言益母草辛微苦寒,入肝心包络,消水行血,去瘀生新,调经解毒。玉米须味甘、淡,具有清热解暑、利尿通淋、止血功效;临床药理表明,其还具有降压、降血糖、降血脂、利胆等作用,其利尿作用虽然没有西药迅速,但是作用比较持久和缓,对于肾炎、肝炎、高血压等有很好的治疗效果。鹿衔草祛风湿,强筋骨,止血,止咳。大黄清热泻火,凉血解毒,逐瘀通筋。二诊根据患者临床表现,在前方基础上去鹿衔草,加牛膝利尿通淋,引血下行,强壮筋骨;三诊时患者上述症状均好转,夜寐欠佳,故在前方基础上加茯神、首乌藤以养心安神,首乌藤还可通络止痛。

第二节　淋证

病案 1

向某,女,48 岁,2019 年 11 月 27 日初诊。

患者自诉小便频数、色黄、量少、灼热刺痛,伴有少腹部、腰部胀痛不舒,偶有头晕,昏蒙不适,平素工作压力大,心里急躁,时有口干、口苦,双下肢关节肿痛、麻木、屈伸不利,夜寐欠佳,大便不干,1～2 日一行。舌质暗,苔黄腻,脉滑数。

中医诊断:淋证(湿热淋);痹病(热痹)。

西医诊断:泌尿系感染;类风湿关节炎。

治则:清热利湿,利尿通淋;清热除湿,通络止痛。

处方:防己 10g,薏苡仁 30g,五加皮 10g,桐皮 10g,秦艽 10g,络石藤 10g,伸筋草 10g,败酱草 30g,车前草 30g,黄柏 10g,萹蓄 10g,瞿麦 10g,石韦 10g,通草 9g,冬瓜皮 30g,金银花 30g。

用法:共 7 剂,水煎 400ml,日 1 剂,早晚饭后温服各 200ml。

二诊:2019年12月4日。患者泌尿系统及关节肿痛等诸症较前好转,结合患者望、闻、问、切四诊合参,故继续使用前方。

三诊:2019年12月12日。患者上述症状均好转,稍有口干、夜寐欠佳,考虑患者病久导致气血两伤,故在前方基础上去瞿麦、通草、车前草、石韦,加黄连10g、牛膝12g、首乌藤20g、茯神10g以清热除湿、利尿通淋、养心安神。

按语:许师认为淋证的病因多为外感湿热、饮食不节、情志失调、禀赋不足或劳伤久病。根据病因和临床表现,淋证可分为热淋、血淋、石淋、气淋、膏淋、劳淋六证,基本病机为湿热蕴结下焦,肾与膀胱气化不利,病理因素多为湿热。本病多见于已婚女性。所以在辨证时首辨淋证类别,次审证候虚实,再别标本缓急。清代尤在泾在《金匮翼·诸淋》中说:"初则热淋、血淋,久则煎熬水液,稠浊如膏如沙石也。"说明各种淋证可相互转化,或同时存在。《景岳全书》指出淋证初起,虽多因于热,但由于治疗及病情变化各异,又可转为寒、热、虚等不同证型,从而倡导"凡热者宜清,涩者宜利,下陷者宜升提,虚者宜补,阳气不固者宜温补命门"的原则。

经辨证论治,本病例属于湿热淋证范畴。治则为清热利湿,利尿通淋。方以八正散加减。方中萹蓄、瞿麦苦寒,善清利膀胱湿热,引湿热下行,为君药。通草、车前草清热利尿,为臣药,车前草还能通淋祛痰,凉血解毒。石韦利尿通淋,凉血止血。

患者双下肢关节肿痛、麻木、屈伸不利,因患者素体阳盛,复感风寒湿邪,邪从热化或感受热邪,流注关节,则为热痹,是湿热之邪痹阻关节肌肉筋络,导致气血闭阻不通,筋脉关节失于濡养而致。治以清热除湿,通络止痛。故方中加防己祛风除湿,利水消肿;薏苡仁健脾除湿,清热排脓;五加皮祛风除湿,强壮筋骨;桐皮祛风湿,通筋络,止痛;秦艽祛风除湿,清热止痛;络石藤祛风通络,凉血消肿;伸筋草祛风除湿,舒筋活络,活血化瘀。败酱草清热、消痈排脓,活血行瘀。黄柏清热燥湿,泻火解毒。冬瓜皮清热,利水消肿,生津止渴。金银花清热解毒、疏散风热,现代药理研究发现其具有抗炎、抗菌、提高免疫力、预防心脑血管疾病、舒心解烦的功效。诸药合用，增强清热除湿，通络止痛之效。

二诊患者泌尿系统及关节肿痛等诸症较前好转，结合患者望、闻、问、切四诊合参，故继续使用前方。三诊患者上述症状均好转，稍有口干、夜寐欠佳，考虑患者病久导致气血两伤，故在前方基础上去瞿麦、通草、车前草、石韦，加黄连清热降火、抗菌消炎，牛膝利尿通淋、引血下行、强壮筋骨，茯神、首乌藤养心安神，首乌藤还可通络止痛。

病案 2

王某，女，49 岁，2019 年 2 月 20 日初诊。

患者诉小便频数，灼热刺痛反复发作，周身困乏，腰背部疼痛，下肢抽筋，小腹坠胀疼痛，大便 3～4 日一行。舌红苔黄，脉弦。

中医诊断：淋证（湿热下注）。

西医诊断：膀胱炎。

治则：清热利湿。

处方：萹蓄 12g，瞿麦 12g，石韦 10g，通草 9g，木通 6g，知母 10g，黄柏 10g，薏苡仁 30g，冬瓜皮 30g，车前草 30g，败酱草 30g，蒲公英 30g，穿心莲 10g，莱菔子 30g，盐橘核 10g，川楝子 10g。

用法：共 7 剂，水煎 400ml，日 1 剂，早晚饭后温服各 200ml。

二诊：2019 年 2 月 27 日。服药 7 剂，小便不适等各症状明显好转，但诉下肢酸困疼痛，时有抽筋，故去木通、薏苡仁、冬瓜皮、蒲公英、穿心莲、盐橘核，加吴茱萸 5g、延胡索 10g、伸筋草 10g、牛膝 10g。再服 1 周后悉症均减。

按语：本方为八正散加减，八正散集诸多利水通淋之品于一方，意在清热通淋。许师云本方为泻火与利湿合法，利尿与通腑并行，诸药合用，既可直入膀胱清利而除邪，又兼通利大肠导浊以分消，务使湿热之邪尽从二便而去，共成清热泻火、利水通淋之剂。本方药到病除，只 7 剂，小便不适诸症悉减，结合患者其他症状随方加减，疗效甚好。

第九章 脑系病证

第一节　头痛

病案 1

李某，女，26 岁，2016 年 8 月 23 日初诊。

患者自诉近 1 年无故头痛，以头部闷痛为主。眼部散在粒状突起，查其血压 170/70mmHg，追问患者既往血压偏高病史（具体不详），纳、寐可。舌质红，舌苔黄腻，脉沉细。

中医诊断：头痛（肝阳上亢，肝失疏泄）。

西医诊断：高血压。

治则：疏肝泻火。

处方：水牛角 10g，钩藤 10g，首乌藤 10g，磁石 30g，远志 10g，合欢花 10g，酸枣仁 10g，五味子 10g，淡竹叶 9g，蒲公英 30g，薏苡仁 30g，大青叶 10g，败酱草 30g，槐花 30g，玫瑰花 10g，艾叶 9g。

用法：共 7 剂，水煎 400ml，日 1 剂，早晚饭后温服各 200ml。

二诊：2016 年 8 月 31 日。自述服药后头痛较前改善，但自觉睡眠欠佳，多梦。舌质红，舌苔黄略腻，脉沉细。在前方基础上加龙骨 30g，继服 7 剂。

服药后诸症改善，自行在家测血压 140/70mmHg，且头痛明显改善，随访 1 年症状未见复发。

按语：无痰不作眩，无风不作眩，无虚不作眩，邪风内动、痰饮内生，则作眩，故头痛。本方用水牛角清热凉血，解毒，定惊；钩藤息风定惊，清热平肝；磁石镇惊安神，平肝潜阳；远志安神益智；合欢花解郁，理气，安神，活络；酸枣仁养心补肝，宁心安神；五味子收敛固涩，益气生津，补肾宁心；淡竹叶清热泻火，除烦，利尿；蒲公英清热解毒，消肿散结；薏苡仁利水渗湿，健脾止泻；大青叶清热解毒，凉血消斑；败酱草清热解毒，祛痰排脓；槐花凉血止血，清肝泻火；玫瑰花理气解郁，和血散瘀；艾叶温经止血，散寒止痛。诸药合用，平肝祛痰，使风、痰得去，则眩自解。二诊患者自觉睡眠欠佳，多梦，查其舌质淡红，苔薄黄腻，脉沉细。考虑肝风已除，但肝阳略胜，致使肝血亏虚，魂无所藏，在上方加服龙骨，《神农本草经疏》言其“入足厥阴、少阳、少阴，兼入手少阴、阳明经”，故疗效显著。

病案 2

姜某，女，42 岁，2019 年 4 月 23 日初诊。

患者长期伏案工作，头昏胀痛 1 周余，伴头晕，时有恶心、汗出，心悸、胸闷，月经量少，色暗，有血块，周期不规律，经期腰痛、乳房胀痛，夜寐欠安，二便调。舌质暗苔薄白，脉弦滑。平素血压 110/80mmHg，心电图示 ST-T 改变。

中医诊断：头痛（肝阳上亢，心神不宁）。

西医诊断：偏头痛。

治则：平肝潜阳，宁心安神。

处方：水牛角 10g，钩藤 10g，珍珠母 30g，石决明 10g，牛膝 10g，狗脊 10g，蔓荆子 10g，白芷 9g，磁石（煅）30g，桑叶 9g，荷叶 9g，法半夏 9g，石菖蒲 10g，远志 10g，合欢花 10g，首乌藤 10g。

用法：共 7 剂，水煎 400ml，日 1 剂，早晚饭后温服各 200ml。

二诊：2019 年 4 月 30 日。症状略有好转。上方去白芷、石决明，加藁本 10g、茯神 10g、桑寄生 10g、五味子 10g、莱菔子 30g。继服 14 剂，症状明显好转。

按语：头痛可分为外感和内伤两大类，该患者起病缓慢，表现为头昏胀痛,结合伴随症状及舌脉属内伤头痛之肝阳头痛。故治疗以水牛角清热凉血为君药;钩藤清热平肝、息风止痉为臣药,蔓荆子疏散风热、清利头目,白芷解表散寒、祛风止痛,珍珠母、煅磁石、石决明镇惊安神、平肝潜阳,桑叶疏散风热、平抑肝阳,合欢花、远志解郁安神,首乌藤养血安神、祛风通络,既能治疗心神不宁、失眠多梦,又能治疗血虚身痛、风湿痹痛,牛膝、狗脊补肾强骨,荷叶清暑利湿,法半夏、石菖蒲燥湿化痰。患者肾气虚,则出现月经量少、经期腰痛等症状,患者时有恶心、汗出,提示有湿邪困于内,故全方在平肝潜阳、疏风止痛的同时佐以补肾、清暑、燥湿化痰的药物。

病案 3

曹某,男,61 岁,2020 年 10 月 15 日初诊。

患者间断性头痛,头部麻木,似有蚁行感,伴耳鸣、耳聋,口干、口苦,性情急躁,纳可,寐差,多梦,二便调。行头颅 CT 检查未见异常。舌质红、有裂纹,舌苔薄白,脉沉细。

中医诊断:头痛(肝肾不足,脑络失养)。

西医诊断:偏头痛。

治则:滋补肝肾,养阴活血。

处方:女贞子 10g,墨旱莲 9g,川芎 10g,白芍 10g,茯苓 10g,首乌藤 10g,酸枣仁 10g,百合 10g,生地黄 10g,丹参 10g,黄芩 10g,鸡血藤 10g。

用法:共 14 剂,水煎 400ml,日 1 剂,早晚饭后温服各 200ml。

2 周后二诊,服药后睡眠好转,寐安则头痛、头部麻木减轻,反之则重,仍口干、口苦,纳可,二便调。舌质红、有裂纹,舌苔略黄,脉沉细。予上方加竹茹 10g、黄连 10g、神曲 10g。后又调治 1 个月余,头痛、头部麻木症状消失,睡眠明显好转。

按语:本例许师选用女贞子、墨旱莲之二至丸,补益肝肾为君药。辅以百合、生地黄之百合地黄汤,滋阴清热以安神,酸枣仁、首乌藤益肝血宁心神,使阴血充足,肾精得以补充,从而维持肾的阴阳动态平衡,肝脏疏泄的功用。白芍敛肝液，收肝之气，配以丹参活血养血，二药共用加强养血柔肝的作用。川芎为血中气药，活血行气，补而不滞，畅通血脉。

病案 4

冯某，女，68 岁，2019 年 6 月 19 日初诊。

诉头晕、头痛时作，胃胀、反酸，呃逆，腰部酸困，小便可，纳、寐可，大便干，3～4 日一行。舌红苔白腻，脉弦滑。

中医诊断：头痛（湿瘀上蒙阻络）。

西医诊断：偏头痛。

治则：祛湿化痰，舒筋通络。

处方：水牛角 10g，钩藤 10g，珍珠母 30g，煅磁石 30g，蝉蜕 9g，木香 10g，大腹皮 10g，薏苡仁 30g，槟榔 10g，厚朴 9g，莱菔子 30g，首乌藤 10g，茯神 10g。

用法：共 7 剂，水煎 400ml，日 1 剂，早晚饭后温服各 200ml。

二诊：2019 年 6 月 26 日。服药 7 剂，头晕、头痛明显好转，呃逆减轻，大便每日一行，但诉背部发凉，故去槟榔、首乌藤、茯神，加桑枝 10g、伸筋草 9g、片姜黄 9g。再服一周后，患者无头晕、头痛，各症缓解明显，诉咽部不适，耳鸣，四肢麻木，故去伸筋草、片姜黄，加金银花 30g、五加皮 10g、石菖蒲 10g、地龙 9g、路路通 10g。再服 1 周后，悉症均减，上方再服 1 周，停药。

按语：许师云，本病治以祛湿化痰为主，辅以增液舒筋通络之法。方中水牛角，清泄肝热，息风止痉之效颇佳，钩藤清热平肝息风止痉。两药相合，凉肝息风。又因患者腑气不通，故加用通腑之药，降气化痰，故而药到病除。

第二节　中风

病案 1

毛某，女，66 岁，2017 年 2 月 28 日初诊。

患者诉近半年自觉面部麻木不适、言语不利，无口干等不适，纳、寐安，二便调。舌质暗,舌苔薄白,脉沉。既往有腔隙性脑梗死病史。

中医诊断:中风(气滞血瘀)。

西医诊断:腔隙性脑梗死。

治则:活血通络。

处方:当归 10g,川芎 10g,赤芍 10g,红花 6g,乌药 6g,僵蚕 6g,地龙 6g,桑椹子 30g,莱菔子 30g,枳实 10g,蜈蚣 10g。

用法:共 7 剂,水煎 400ml,日 1 剂,早晚饭后温服各 200ml。

二诊:2017 年 3 月 7 日。服药后患者面部麻木仍未见明显改善,舌质暗,舌苔薄白,脉沉。

在前方基础上去莱菔子,加水蛭 4g、制马钱子 0.5g,继服 7 剂。

三诊:2017 年 3 月 18 日。患者自诉服药后症状较前明显改善。舌质暗红,苔薄白,脉沉。在前方基础上去制马钱子,继服 14 剂。

服药后患者症状明显改善。

按语:《素问·调经论》云"寒独留,则血凝泣,凝则脉不通",故本方以当归补血活血,调经止痛;川芎活血行气,祛风止痛;赤芍活血散瘀,调经止痛;红花活血通经,散瘀止痛;乌药行气止痛,温肾散寒;僵蚕息风止痉,祛风止痛;地龙通经活络;莱菔子消食除胀,降气化痰;枳实破气消积,化痰散痞;蜈蚣通络止痛,活血祛瘀,血行则麻木消失,使病情得以恢复。二诊时患者仍自觉面部麻木未见改善,考虑病邪入久。《神农本草经百种录》云:"凡人身瘀血方阻,尚有生气者易治,阻之久,则无生气而难治。盖血既离经,与正气全不相属,投之轻药,则拒而不纳,药过峻,又反能伤未败之血,故治之极难。水蛭最喜食人之血,而性又迟缓善入,迟缓则生血不伤,善入则坚积易破,借其力以攻积久之滞,自有利而无害也。"故以水蛭之品达破血逐瘀、通经消癥之功效。同时配合马钱子,《中华本草》云:"马钱子具有通络、强筋、散结、止痛、消肿、解毒的功效。主风湿痹痛、肌肤麻木、肢体瘫痪、跌打损伤、骨折肿痛、痈疽疮毒、喉痹、牙痛、疠风、顽癣、恶性肿瘤。"二者配合效果更佳。

病案 2

张某，男，72 岁，2018 年 11 月 15 日初诊。

患者神志清，精神欠振，自诉头痛、头晕，昏蒙不适，无咳嗽，时感咽干，自觉咽部有痰不易咯出，潮热、多汗，四肢麻木，双下肢轻度浮肿，心里急躁，纳可，夜寐欠佳，小便尚可，大便黏腻，不成形。舌质暗红苔薄白，脉濡细。既往有腔隙性脑梗死病史。

中医诊断：中风前兆（痰湿上蒙，气阴亏虚）。

西医诊断：腔隙性脑梗死。

治则：化痰除湿，收敛固涩。

处方：水牛角 9g，钩藤 10g，珍珠母 30g，石菖蒲 10g，天竺黄 9g，地龙 9g，青蒿 10g，地骨皮 10g，浮小麦 30g，牡蛎 30g，五味子 10g，连翘 10g，莱菔子 30g。

用法：共 7 剂，水煎 400ml，日 1 剂，早晚饭后温服各 200ml。

二诊：2018 年 11 月 22 日。患者头痛诸症较前好转，但仍感咽部有痰不易咯出，双下肢轻度浮肿。舌质红苔薄白，脉濡细。故在前方的基础上改水牛角为 10g，去五味子、天竺黄，加胆南星 10g、薏苡仁 30g。继服 7 剂。

三诊：2018 年 11 月 30 日。上述症状均好转，舌质稍暗，苔薄白，脉弦细，前方不变，继服 7 剂，并嘱患者多休息，避免劳累及精神刺激，保持情志调畅，以防复发。

按语：许师认为头为“诸阳之会”“清阳之府”，又为髓海所在，五脏之精血与六腑之清阳皆上注于头，故外感六淫之邪，上犯清窍，阻遏清阳，或痰浊瘀血、痹阻经络，气血阻滞，或肝阳偏亢，阳亢风动，抑或气血不足，髓海空虚，脑失所养，均可出现头痛，此为中风前兆之表现。常见头痛，一般分为外感及内伤两大类。外感头痛属表实，多因外邪侵袭，经络不通，一般起病急，病程短。肝肾精血、脾胃水谷精微充养脑髓，故内伤头痛与肝、脾、肾有关。本病例中患者年龄较大，加上平素心里急躁，各脏腑功能失调，肝肾精血、脾胃水谷精微无以充养脑髓，故见头痛、头晕等不适症状；脾为后天之本，脾气虚则固摄无权，则大便黏腻，不成形；脾气虚无以运化水液，痰浊内生，阻滞于咽喉，则痰不易咳出；肾为先天之本，主藏精而寓元阴元阳，肾阴亏虚则虚火内生，可见潮热、多汗等症。正如《景岳全书·不寐》所说："无邪而不寐者，必营气之不足也，营主血，血虚则无以养心，心虚则神不守舍。"脾主四肢肌肉，血少气虚，故见精神欠振、四肢麻木。《景岳全书·头痛》言："凡诊头痛者，当先审久暂，次辨表里。盖暂痛者，必因邪气；久病者，必兼元气……有里邪者，此三阳之火炽于内也。治宜清降，最忌升散，此治邪之法也。"故在临床诊治时需根据病史、症状，结合患者体质，灵活用药。处方用药前，需询问患者饮食习惯。若平素脾胃虚弱，进食寒凉食物易腹泻，则芩、连等苦寒药物用量宜少，切不可图一时之功，损伤后天之本。

经辨证本病例属于中风前兆之范畴。方中水牛角、钩藤清热凉肝，息风止痉，为主药；珍珠母镇静安神，平肝潜阳，清肝明目；石菖蒲化湿开胃，益智醒脑；天竺黄清热化痰，清心定惊；地龙清热定惊、通络、平喘、利尿；青蒿、地骨皮清虚热、除骨蒸、解热泻火，现代药理学研究指出地骨皮具有解热、降低血压、降血糖、降血脂作用，亦具有抗微生物作用，并能改善口渴；浮小麦益气，除烦，止汗；牡蛎敛阴潜阳，重镇安神，化痰软坚，止汗、涩精；《神农本草经疏》云"五味子主益气者，肺主诸气，酸能收，正入肺补肺，故益气也；其主咳逆上气者，气虚则上壅而不归元，酸以收之，摄气归元，则咳逆上气自除矣；劳伤羸瘦，补不足，强阴，益男子精"，五味子收敛固涩、益气生津、补肾宁心，治疗患者久咳虚喘、久泻不止、津伤口干、心悸失眠；连翘疏散风热，清热解毒，散结消痈；莱菔子降气通便，豁痰宁神，降气除胀而不伤阴，故肠燥津亏亦可用之。二诊患者头痛诸症较前好转，但仍感咽部有痰不易咯出，双下肢轻度浮肿，舌质红苔薄白，脉濡细，故在前方的基础上改水牛角为 10g，去五味子、天竺黄，加胆南星清热化痰、息风止痉，治疗湿痰、顽痰，薏苡仁利水渗湿、健脾止泻、解毒排脓、除痹。继服 7 剂。三诊上述症状均好转，舌质稍暗，苔薄白，脉弦细，前方不变。继服 7 剂，并嘱患者多休息，避免劳累及精神刺激，保持情志调畅，以防复发。

病案 3

殷某，女，72 岁，2019 年 5 月 6 日初诊。

诉 3 个月前被诊断为急性脑梗死。现：头晕，左侧上肢活动不利、麻木，大便干，1～2 日一行。舌红苔白，脉弦。

中医诊断：中风（肝风内动，腑气不通）。

西医诊断：腔隙性脑梗死。

治则：平肝息风，降气通腑。

处方：水牛角 10g，钩藤 10g，珍珠母 30g，蝉蜕 9g，天竺黄 9g，僵蚕 10g，地龙 9g，桑枝 10g，川牛膝 10g，鸡血藤 10g，伸筋草 9g，红花 9g，莱菔子 30g，番泻叶 5g，路路通 10g，桑白皮 30g。

用法：共 7 剂，水煎 400ml，日 1 剂，早晚饭后温服各 200ml。

二诊：2019 年 5 月 13 日。患者头晕症状明显好转，大便调，夜寐差，左侧上肢活动不利、麻木。

调整处方：当归 10g，川芎 10g，赤芍 10g，红花 9g，桑枝 10g，羌活 10g，鸡血藤 10g，伸筋草 9g，片姜黄 10g，络石藤 10g，远志 10g，合欢花 10g，首乌藤 10g，磁石（煅）30g，龙齿 30g，薏苡仁 30g。

继服 7 剂。

三诊：2019 年 5 月 20 日。患者夜寐好转，左侧肢体麻木减轻，活动不利减轻。

守方继服 14 剂，症状明显改善。

按语：水牛角清热凉血定惊，为君药；钩藤清热平肝、息风止痉，为臣药；佐以珍珠母镇惊安神，地龙活血通络，蝉蜕、天竺黄清热，川牛膝补肾活血，僵蚕息风止痉，桑枝、红花、鸡血藤、伸筋草、路路通祛风除湿、活血通络，桑白皮泻肺平喘，患者大便干，加莱菔子行气通腑，番泻叶泻热通便。二诊，患者头晕明显好转,夜寐差,故调整治疗以活血通络、宁心安神为法。当归补血活血为君药,川芎行气为臣药,佐以赤芍、红花活血通络,桑枝、羌活、薏苡仁祛风除湿通络,鸡血藤、伸筋草、片姜黄、络石藤温经活血通络,远志、合欢花、首乌藤、煅磁石、龙齿镇惊养心安神。

病案 4

李某,女,76 岁,2019 年 8 月 6 日初诊。

患者既往脑梗死后遗症病史,现右侧肢体偏废不用,既往贫血、低钾血症病史(具体病因不详),2 型糖尿病病史 20 年余。患者身形瘦弱,营养差,半身不遂,目光呆滞,语言謇涩,遗尿不禁,纳差,寐尚可,大便干,量少,2～3 日一行。舌质淡,苔白,脉缓。

中医诊断:中风(气虚血瘀)。

西医诊断:腔隙性脑梗死。

治则:补气活血通络。

处方:黄芪 10g,当归 9g,赤芍 9g,川芎 9g,地龙 9g,桃仁 6g,红花 6g,桑枝 10g,牛膝 10g,路路通 10g,石菖蒲 10g,胆南星 6g,阿胶 6g。

用法:共 7 剂,水煎 400ml,日 1 剂,早晚饭后温服各 200ml。

按语:许师云,积损正衰,"年四十而阴气自半,起居衰矣",年老体弱,或久病气血亏损,脑脉失养。气虚则运血无力,血流不畅,而致脑脉瘀滞不通;阴血亏虚则阴不制阳,内风动越,携痰浊、瘀血上扰清窍,突发本病。正如《景岳全书·非风》说:"卒倒多由昏愦,本皆内伤积损颓败而然。"本病由气虚血瘀所致,以气虚为本,血瘀为标。治以大补元气,活血通络为法。方中黄芪大补元气,使气旺则血行,瘀消而不伤正,为君药。当归活血和血,且有化瘀不伤血之妙,是为臣药。川芎、桃仁、红花、赤芍助当归活血祛瘀;地龙、牛膝长于行散走窜,通经活络,均为佐药。配伍石菖蒲、胆南星开窍化痰,桑枝、路路通通络,阿胶补血滋阴。各药合用,使气足以推动血行,瘀去络通,则筋肉得养,痿废可愈。

病案 5

单某，男，56 岁，2020 年 5 月 20 日初诊。

患者半日前不慎受风后出现口角㖞斜，左眼闭合不全，鼓腮漏气，左额纹变浅。舌红，苔白厚，脉弦滑。

中医诊断：中风（中经络）。

西医诊断：腔隙性脑梗死。

治则：活血通络。

处方：黄芪 10g，防风 10g，当归 10g，川芎 10g，赤芍 10g，红花 6g，胆南星 6g，僵蚕 6g，地龙 6g，全蝎 6g，白附子 6g，蜈蚣 2 条，路路通 10g。

用法：共 7 剂，水煎 400ml，日 1 剂，早晚饭后温服各 200ml。

按语：隋代《诸病源候论·偏风口㖞候》指出："体虚受风，风入于夹口之筋也。足阳明之筋上夹于口，其筋偏虚，而风因乘之，使其经筋偏急不调，故令口㖞僻也。"许师曰，患者正气不足，气血虚衰，脉络空虚，卫外不固，风邪得以乘虚而入，且平素嗜食肥甘厚腻之品，久则脾失健运，脾虚不能运化水湿，痰瘀互结，痹阻气血，故见口眼㖞斜，口角流涎。"治风先治血，血行风自灭"，中风急性期以养血、祛风通络为主。方中当归、川芎、赤芍、红花养血活血，胆南星、蝉蜕祛痰化湿，地龙、僵蚕、全蝎、蜈蚣等血内有情之品搜风通络，之后加用黄芪、防风以益气固表。

病案 6

陈某，女，57 岁，2023 年 1 月 3 日初诊。

患者头晕间作，左侧肢体麻木，双下肢无力，步态不稳，心烦不寐，测血压 130/90mmHg，偶有咳嗽、咳白色黏痰。舌质暗红，舌苔黄腻，脉弦数。既往有腔隙性脑梗死病史。

中医诊断：中风（肝风内动，痰瘀上蒙阻络）。

西医诊断：腔隙性脑梗死。

治则：内息肝风，化痰祛瘀通络。

处方：水牛角10g，钩藤6g，珍珠母30g，青礞石15g，胆南星6g，石菖蒲10g，全蝎6g，桑枝10g，牛膝10g，鸡血藤6g，木瓜10g，首乌藤10g，磁石30g，路路通10g。

用法：共7剂，水煎400ml，日1剂，早晚饭后温服各200ml。服药7剂后诸症明显改善。

按语：许师指出，患者体弱，气血虚弱，脉络空虚，内风挟痰横窜脉络而发头晕，肢体麻木无力运动障碍，步态不稳；羚角钩藤汤证为热邪传入厥阴，肝经热盛，热极动风所致。邪热炽盛，热扰心神，则心烦不寐。由于热灼阴伤，热极动风，风火相煽，以致肢体麻木、双下肢无力。治宜清热凉肝息风为主，辅以增液舒筋、化痰宁心之法。方中羚羊角清泄肝热、息风止痉之效颇佳，以水牛角代替羚羊角；钩藤清热平肝息风止痉。两药相合，凉肝息风，共为君药。珍珠母加强平肝息风之功，青礞石、胆南星、石菖蒲清热化痰通络，鸡血藤、牛膝活血化瘀、舒筋通络，首乌藤、桑枝、木瓜、路路通加强舒筋通络之功，磁石镇惊安神、平肝潜阳。综观全方，平肝息风、化痰祛瘀通络，使风痰瘀并除。

病案7

王某，男，71岁，2022年3月7日初诊。

患者既往脑梗死病史，现头晕、头痛，耳鸣，口干，纳少，大便干，2日一行。舌质暗淡，舌苔白厚腻，脉弦滑。

中医诊断：中风（痰瘀上蒙）。

西医诊断：腔隙性脑梗死。

治则：祛湿化痰，祛瘀通络。

处方：藿香10g，佩兰10g，苍术10g，土茯苓10g，薏苡仁30g，厚朴9g，车前子10g，胆南星6g，石菖蒲10g，蔓荆子10g，蝉蜕6g，磁石30g，珍珠母30g，莱菔子30g，槟榔30g。

用法：共7剂，水煎400ml，日1剂，早晚饭后温服各200ml。

服药 7 剂后诸症明显改善。

按语：许师云，患者老年男性，体弱，气血虚弱，脉络空虚，内风挟痰横窜脉络而发脑梗死，现出现脑梗死后遗症，头晕、头痛。本方中以大量化湿药配伍，芳香去秽，中医学认为芳香行气，有去除陈腐的功能。藿香、佩兰两者一起用可加强祛湿、振奋脾胃的功能，为君药；厚朴、苍术、土茯苓、薏苡仁辅助化湿通络，车前子利尿，使湿有去路，珍珠母加强平肝息风之功，蔓荆子、蝉蜕祛风除湿通络，清利头目，胆南星、石菖蒲清热化痰通络，磁石镇惊安神、平肝潜阳，莱菔子、槟榔既行气化痰，又消食通便。综观全方，祛湿化痰、行气通络，使痰湿并除。

第十章 肢体经络病证

第一节 痹病

病案 1

马某，女，51 岁，2017 年 11 月 14 日初诊。

患者自诉近 2 年来自觉乏力，周身关节疼痛，手心有烧灼感，无汗出，偶有腿部抽搐，纳可，夜寐欠安，小便正常，大便干燥，2～3 天一行。询问既往否认相关疾病病史。舌质暗舌苔薄白，脉沉。

中医诊断：痹病（气虚血瘀）。

西医诊断：膝关节炎。

治则：养血通络。

处方：当归 10g，川芎 10g，赤芍 10g，红花 6g，防己 10g，薏苡仁 30g，五加皮 10g，海桐皮 10g，桑椹 10g，牛膝 10g，鸡血藤 10g，羌活 10g，独活 10g，姜黄 6g，络石藤 10g，骨碎补 10g。

用法：共 7 剂，水煎 400ml，日 1 剂，早晚饭后温服各 200ml。

二诊：2017 年 11 月 21 日。自述服药后乏力症状缓解，仍感周身关节疼痛不适。舌质暗舌苔薄白，脉沉。

处方：当归 10g，川芎 10g，赤芍 10g，红花 6g，防己 10g，薏苡仁 30g，五加皮 10g，海桐皮 10g，桑椹 10g，牛膝 10g，鸡血藤 10g，川乌（制）6g，草乌（制）6g，马钱子（制）0.5g。

用法：共 14 剂，水煎 400ml，日 1 剂，早晚饭后温服各 200ml。

三诊：2017 年 12 月 15 日。服药后周身关节疼痛症状明显改善，但每逢天气变化，关节疼痛症状反复。

处方：当归 10g，川芎 10g，赤芍 10g，红花 6g，防己 10g，薏苡仁 30g，五加皮 10g，海桐皮 10g，桑椹 10g，牛膝 10g，鸡血藤 10g，川乌（制）6g，草乌（制）6g，蜈蚣 10g。

用法：共 7 剂，水煎 400ml，日 1 剂，早晚饭后温服各 200ml。

服药后症状明显改善。

按语：《诸病源候论》曰“夫患热者，皆由血气有虚实。邪在脾胃，阳气有余，阴气不足，则风邪不得宣散，因而生热，热搏于腑脏，故为病热也”。本方当归调经止痛，润肠通便；川芎除风燥湿，活血止痛；赤芍清热凉血，散瘀止痛；红花活血通经，散瘀止痛，防己祛风，止痛；薏苡仁利水渗湿，健脾止泻；五加皮祛风湿，补益肝肾，强筋壮骨；海桐皮祛湿，通络；牛膝补肝肾，强筋骨；鸡血藤调经止痛，舒筋活络；羌活、独活祛风，止痛；络石藤祛风通络，凉血消肿；骨碎补散瘀止痛、接骨续筋，以祛风为主，故热得解，兼以消肿止痛，故病得解。二诊患者乏力症状虽有缓解，但仍感周身关节疼痛不适，故加制川乌、制草乌、制马钱子等药物入方（制川乌、制草乌其性虽毒，但如法炮制，久煎 1h 以上，其毒性均可自解，因病情需要故二药加量用至 6g，则可透寒通络止痛之力甚强）。其中制川乌、制草乌在《神农本草经》均提及可除寒湿痹、破积聚寒热。而制马钱子，《中华人民共和国药典》(2020 年版）载：马钱子具有通络止痛、散结消肿的功效，用于跌打损伤、骨折肿痛、风湿顽痹、麻木瘫痪等，故加此药入方效果立勘，后期患者风湿痹痛较前明显改善，但每逢天气变化仍有周身关节疼痛症状反复，故用血肉有情之品之蜈蚣以增搜剔经隧止痛之功效。

病案 2

常某，男，43 岁，2019 年 1 月 22 日初诊。

患者自诉双膝关节肿胀、疼痛、麻木、增生、有积液，屈伸不利，左足术后紫暗、红肿，纳可、夜寐可、大小便可。舌质红苔黄腻，脉弦滑。

中医诊断：痛风（湿热瘀阻，阻络壅肤）。

西医诊断：痛风性关节炎。

治则：清热除湿，活血通络止痛。

处方：防己 10g，薏苡仁 30g，五加皮 10g，桐皮 10g，牛膝 10g，伸筋草 10g，鸡血藤 10g，木瓜 10g，络石藤 10g，茯苓 10g，猪苓 10g，玉米须 30g，冬瓜皮 30g，车前子 10g，葶苈子 10g，藿香 10g。

用法：共 7 剂，水煎 400ml，日 1 剂，早晚饭后温服各 200ml。

二诊：2019 年 1 月 30 日。患者双膝关节肿胀、疼痛等诸症较前好转。舌质红苔黄，脉弦滑。结合患者望、闻、问、切四诊合参，故继续使用前方。

三诊：2019 年 2 月 11 日。患者上述症状均好转，但仍有双膝关节不适症状、夜寐欠佳。舌质红苔白，脉滑。考虑患者病久导致气血两伤，故在前方基础上去葶苈子、车前子、藿香，加独活、首乌藤、茯神各 10g。继服 7 剂。

按语：许师认为，本病常由于酒食失节，风、寒、湿三气杂至，侵袭机体，痹阻经络，气血运行不畅，不通则痛，故见肢体、关节肿胀、疼痛、麻木等不适症状。元代朱丹溪《格致余论》就曾列痛风专篇，云："彼痛风者，大率因血受热已自沸腾，其后或涉水，或立湿地……寒凉外抟，热血得寒，汗浊凝滞，所以作痛，夜则痛甚，行于阴也。"明代张景岳《景岳全书·脚气》中认为，外是阴寒水湿，今湿邪袭人皮肉筋脉；内由平素肥甘过度，湿壅下焦；寒与湿邪相结郁而化热，停留肌肤，故见病变部位红肿潮热，久则骨蚀。清代林珮琴《类证治裁》云："痛风，痛痹之一症也……初因风寒湿风郁痹阴分，久则化热攻痛，至夜更剧。"《黄帝内经》曰"高粱之变，足生大丁"。传统痛风之名，始于李东垣，后朱丹溪发明之。

本案仿吴鞠通加减防己汤法，拟清热通络，宣痹止痛，泄浊化瘀，利湿消肿法，当甘寒柔润养阴，辛咸泄浊通痹，力避辛温苦燥，经辨证论治，本病例属于痛风范畴，证属湿热瘀阻，阻络壅肤。治则：清热除湿，活血通络止痛。患者双膝关节肿痛、麻木、屈伸不利，因患者素体阳盛，复感风寒湿邪，邪从热化或感受热邪，流注关节，则为热痹，湿热之邪痹阻关节肌肉筋络，导致气血闭阻不通，筋脉关节失于濡养而致。故方中加防己祛风除湿，利水消肿；薏苡仁健脾除湿，清热排脓；五加皮祛风除湿，强壮筋骨；桐皮祛风湿，通筋络，止痛；络石藤祛风通络，凉血消肿；伸筋草祛风除湿，舒筋活络，活血化瘀；冬瓜皮清热，利水消肿，生津止渴；牛膝逐瘀通经，补肝肾，强筋骨，引血下行，《神农本草经》载其"治寒湿痿痹，四肢拘挛，膝痛不可屈伸，逐血气"；鸡血藤活血补血、舒筋活络，具有扩张血管、抗血小板聚集、促进磷代谢等作用；木瓜祛湿、舒筋活络；玉米须、茯苓、猪苓利水渗湿、消肿，茯苓亦可除痹排脓、解毒散结；车前子、葶苈子清热利尿，泻肺行水，破痰逐邪；患者舌苔偏厚浮黄，考虑为外感邪气所致，故加藿香化湿醒脾，辟秽和中以解暑发表。二诊患者双膝关节肿痛等诸症较前好转，舌质红苔黄，脉弦滑；结合患者望、闻、问、切，故继续使用前方。三诊患者上述症状均好转，但仍有双膝关节不适症状、夜寐欠佳，舌质红苔白，脉滑。考虑患者病久导致气血两伤，故在前方基础上去葶苈子、车前子、藿香，加独活祛风除湿、通痹止痛，首乌藤、茯神祛风通络、补精益气、养血安神、健脾利湿。继服 7 剂。

病案 3

楚某，女，65 岁，2019 年 11 月 29 日初诊。

患者双膝关节疼痛反复发作 6 年。患者诉 6 年前劳累后出现双膝疼痛，站立、屈膝时加重，平卧时减轻，常使用膏药外敷以缓解症状，形体消瘦，平素体弱，纳可，二便调，寐安。舌质淡苔薄白，脉沉。

中医诊断：痹病（血虚证）。

西医诊断：膝关节炎。

治则：温经补血，散寒止痛。

处方：当归 10g，川芎 10g，赤芍 10g，红花 9g，牛膝 10g，鸡血藤 10g，透骨草 10g，防已 10g，骨碎补 10g，五加皮 10g，海桐皮 10g，木瓜 10g，芦荟 10g。

用法:共7剂,水煎400ml,日1剂,早晚饭后温服各200ml。

二诊:2019年12月9日。患者膝关节疼痛减轻。舌质淡红苔薄白,脉沉。继续服用上方28剂,症状基本缓解。

按语:本例患者平素体弱,劳累后出现关节疼痛,且年过花甲、病程迁延不愈,出现肝肾不足、气血亏虚,痹为闭阻不通之意,故治则以温经补血,散寒止痛为主,气血流通,营卫复常,则痹病可逐渐痊愈。方选四物汤加减,四物汤是活血的基础方,当归引血归肝经,川芎引血归肺经,赤芍引血归脾经,牛膝补肾活血,鸡血藤、骨碎补补肝肾,透骨草、防己、五加皮、海桐皮温经散寒,木瓜利经络之湿,芦荟化瘀。

病案4

王某,女,50岁,2020年4月13日初诊。

患者诉2年前常用凉水洗衣物后出现双手指关节疼痛,阴雨天加重,就诊于外院,完善相关检查后诊断为类风湿关节炎,予止痛药等治疗后症状可缓解,但发作频繁,纳可,二便调,寐安。舌质淡,苔白滑,脉沉。

中医诊断:痹病(寒湿证)。

西医诊断:关节炎。

治则:温经散寒,祛湿止痛。

处方:防己10g,薏苡仁30g,五加皮10g,海桐皮10g,牛膝10g,鸡血藤10g,络石藤10g,海风藤10g,独活10g,羌活10g,威灵仙10g,豨莶草10g,制草乌3g,片姜黄10g,伸筋草10g,桂枝9g。

用法:共7剂,水煎400ml,日1剂,早晚饭后温服各200ml。

二诊:2020年4月20日。患者膝关节疼痛减轻。舌质淡红,苔白,脉沉。前方去伸筋草、桂枝,加骨碎补10g、透骨草10g。继服14剂,症状明显减轻。

在上方基础上随症加减治疗2个月余,症状基本缓解。

按语:所谓痹,就是闭塞,由于感受风、寒、湿三气之邪,气血凝涩,闭阻不通,四肢疼痛不遂,便称为风寒湿痹。本例患者受寒、湿二气同时侵袭,故主以温经散寒、祛湿之法，予四藤一仙汤加减。使用威灵仙及藤类药物祛风除湿、通络止痛；制草乌、片姜黄、桂枝温经散寒；防己祛风止痛、利水消肿，薏苡仁利水渗湿除痹，两药相辅相成，为许师治疗痹病常用药对。

病案 5

李某，女，51 岁，2019 年 9 月 25 日初诊。

双手手指关节疼痛已有半年余，晨僵，夜寐差。舌暗红苔薄白，脉弦滑。

中医诊断：痹病（湿瘀阻络，心神不宁）。

西医诊断：膝关节炎。

治则：除湿化瘀，宁心安神。

处方：防己 10g，薏苡仁 30g，五加皮 10g，川桐皮 10g，桑枝 10g，络石藤 10g，海风藤 10g，伸筋草 9g，片姜黄 6g，制川乌 6g，远志 10g，合欢皮 10g，首乌藤 10g，磁石（煅）30g，金银花 30g，连翘 10g。

用法：共 14 剂，水煎 400ml，日 1 剂，早晚饭后温服各 200ml。

二诊：2019 年 10 月 16 日。患者症状好转，咽中不适。上方去连翘，加木蝴蝶 9g。继服 14 剂。

三诊：2019 年 9 月 30 日。患者双手手指关节疼痛、晨僵症状进一步好转，夜寐好转，无咽中不适。上方去木蝴蝶、远志、合欢皮、首乌藤、煅磁石，加鸡血藤 10g、川牛膝 10g。

继服 14 剂，患者诸症消失。

按语：本方防己、薏苡仁祛风除湿，五加皮祛风湿、补益肝肾、强筋壮骨，川桐皮、桑枝、络石藤、海风藤、伸筋草祛风通络止痛，片姜黄、制川乌温经通络止痛（制川乌其性虽毒，但如法炮制，久煎 1h 以上，其毒性可自解，因病情需要故用药加量至 6g，则可透寒通络止痛之力甚强），远志、合欢皮、首乌藤养心安神，煅磁石镇惊安神，金银花、连翘清热以制温热之药过伤津液。二诊患者咽中不适，故加木蝴蝶清热利咽，三诊患者夜寐好转，去安神之药，加鸡血藤、川牛膝以补肾活血。

病案 6

张某，男，39 岁，2019 年 8 月 28 日初诊。

患者诉右侧颈肩背部疼痛半年余，双手麻木，平素畏寒，性功能减退，周身关节酸痛，双下肢困重，耳鸣，纳可，夜寐差、入睡困难、易惊醒，时有盗汗，五心烦热，二便调。舌红苔少，脉细。

中医诊断：项痹（肝肾两虚）。

西医诊断：颈椎病。

治则：补益肝肾。

处方：女贞子 10g，墨旱莲 9g，牛膝 10g，杜仲 9g，狗脊 10g，金樱子 10g，覆盆子 10g，鹿衔草 10g，伸筋草 9g，首乌藤 10g，酸枣仁 10g，磁石 30g。

用法：共 7 剂，水煎 400ml，日 1 剂，早晚饭后温服各 200ml。

二诊：2019 年 9 月 4 日。因关节酸痛症状明显减轻，故去伸筋草；因性功能改善不明显，加阳起石 10g。

三诊：2019 年 9 月 11 日。悉症均明显减轻，上方再服 1 周后停药。

按语：本例患者为肝肾两虚之证。二至丸则主要有补益肝肾之功效，二至丸，方名出自清代汪昂《医方集解》，其文云："补腰膝，壮筋骨，强阴肾，乌髭发。"患者诉性功能减退，加之周身关节疼痛、夜寐差，故本方多用补益肝肾、养心安神之药。二诊时患者性功能仍较差，故加用阳起石以温肾壮阳，疗效显著。

病案 7

方某，男，32 岁，2020 年 11 月 9 日初诊。

患者左足趾关节困痛而肿已有 1 年余，局部皮肤微红或不红。舌暗红，苔白厚或腻，脉濡滑。

中医诊断：痹病（湿瘀阻络）。

西医诊断：类风湿关节炎。

治则：健脾化湿，活血通络。

处方：佩兰10g，藿香10g，生薏苡仁30g，冬瓜皮30g，牛膝10g，鸡血藤10g，伸筋草10g，络石藤10g，木瓜10g，制川乌6g，制草乌6g，片姜黄6g，骨碎补10g，威灵仙10g。

用法：共7剂，水煎400ml，日1剂，早晚饭后温服各200ml。

按语：许师认为，类风湿性关节炎的发生可分为外因和内因两个方面。外因方面，正气不足，腠理不密，卫气失固，风、寒、湿、热之邪乘虚侵袭肢体、经络、肌肉，致筋骨、关节、经络痹阻，气血运行不畅，不痛则痛。内因方面，此患者素体脾虚、湿邪内生，困阻中焦，湿为阴邪，非温不化，故痹阻气血，致足趾关节困痛而肿。寒伤阳气，血运衰少，故局部皮肤微红或不红。方中藿香、佩兰、生薏苡仁、冬瓜皮重在健脾利湿、消肿，木瓜除湿、舒筋活络，牛膝补肝肾，强腰膝，鸡血藤、伸筋草、络石藤活血舒筋、祛风除湿，制川乌、制草乌祛风除湿、温经止痛（制川乌、制草乌其性虽毒，但如法炮制，久煎1h以上，其毒性均可自解，因病情需要故二药加量用至6g，则可透寒通络止痛之力甚强），片姜黄活血行气、通经止痛，善治风湿痹痛，骨碎补补肾强骨，续伤止痛，威灵仙祛风湿，通经络。

病案8

马某，女，51岁，2019年5月22日初诊。

患者关节肌肉酸困1年余。患者诉每因天气变化后四肢关节肌肉酸困不适，伴有双下肢麻木、乏力，偶有关节屈伸不利，遇寒则加重，眼睑稍浮肿，纳、寐可，小便正常，大便干硬，次数正常。舌淡苔薄白，脉濡缓。

中医诊断：痹病（风寒湿痹）。

西医诊断：类风湿关节炎。

治则：祛风散寒，除湿通络。

处方：当归10g，川芎10g，赤芍10g，红花6g，防己10g，薏苡仁30g，五加皮10g，海桐皮10g，桑椹10g，牛膝10g，鸡血藤10g，羌活10g，独活10g，片姜黄6g，络石藤10g，骨碎补10g。

用法：共 14 剂，水煎 400ml，日 1 剂，早晚饭后温服各 200ml。

14 剂后，上述症状有所改善，上方连服 1 个月，症状基本改善，嘱患者忌食生冷、发物，尽量避免受凉，注意防护四肢关节。

按语：《儒门事亲·痹论》云"此病之作，多在四时阴雨之时，及三月九月，太阳寒水用事之月，故草枯水寒为甚。或濒水之地，劳力之人，辛苦失度，触冒风雨，寝处浸湿，痹从外入"。故用薏苡仁汤加减，功在温经散寒祛湿、祛风通络之意。方中羌活、独活祛风除湿，当归、川芎、赤芍、红花、鸡血藤活血通络，薏苡仁健脾祛湿，防己、五加皮、海桐皮、络石藤祛风除湿通络兼以利水，牛膝引火下行、舒筋，桑椹、骨碎补补益肝肾、强筋壮骨。诸药合用，共奏祛风、除湿、通络之效。

病案 9

阿某，女，68 岁，2023 年 9 月 13 日初诊。

患者天气变化时手指关节屈伸不利，麻木、疼痛，肩、肘关节疼痛，遇寒加重，纳尚可，寐可，时有舌体发麻。舌质暗，苔薄白，脉沉涩。

中医诊断：痹病（风寒湿痹）。

西医诊断：类风湿关节炎。

治则：祛风寒，除湿痹。

处方：程氏蠲痹汤加减。防风 10g，薏苡仁 30g，海风藤 10g，五加皮 10g，桑枝 10g，牛膝 10g，鸡血藤 10g，羌活 10g，独活 10g，当归 10g，威灵仙 10g，淫羊藿 10g，骨碎补 10g，肉桂 6g，鹿衔草 10g，川芎 15g。

用法：共 7 剂，水煎 400ml，日 1 剂，早晚饭后温服各 200ml。

二诊：2023 年 9 月 20 日。患者腰部困乏，时有腰部怕冷，双下肢无水肿，纳、寐可，二便调。故调整处方：去威灵仙，加桑寄生 10g、杜仲 10g。继服 7 剂。

三诊：2023 年 9 月 27 日。患者手指关节疼痛、麻木明显减轻，肩、肘关节疼痛缓解，纳、寐可，无双下肢水肿，舌质稍暗，苔薄白，脉沉细。继服 7 剂。

按语: 许公曰,在张仲景《金匮要略·中风历节病脉证并治》中,本病以"诸肢节疼痛""历节病"等称呼,多见于先天禀赋不足或调摄不慎或嗜欲无节制导致肝肾亏虚,无以充养筋骨。至虚之处为容邪之所,风寒湿邪乘虚而入,内外合邪,即成斯邪。方中羌活、独活相配为君,意在除痹痛,降伏风,攻散全身上下筋皮骨肉之风寒湿邪;肉桂温热除湿,通全身之脉道;防风配伍独活强化祛风湿之力度;配伍当归、川芎以防湿邪壅聚,痹阻脉道成为瘀血;淫羊藿温补壮阳;海风藤祛风散寒除湿;桑枝、鸡血藤疏通经络;薏苡仁健脾渗湿;威灵仙祛风湿、通经络止痛,现代药理学研究表明威灵仙具有抗肿瘤、抗炎、抗菌、镇痛等活性;五加皮、牛膝、骨碎补均具有补益肝肾、强筋骨等作用,现代药理学指出五加皮具增强适应性、免疫、抗肿瘤作用,骨碎补总黄酮能通过 PI3K/AKT 通路发挥主要治疗功效;鹿衔草首载于《滇南本草》,"走足少阴,添精补髓,延年益寿。治筋骨疼痛、痰火之症,煎点水酒服",可祛风除湿、蠲痹止痛,现代药理学指出,其对炎症早期渗出有对抗作用并可提高机体免疫功能。二诊中患者腰部症状明显,考虑与久病肝肾亏虚相关,故去威灵仙,加杜仲、桑寄生等补益肝肾之品。三诊中,患者诸症好转,故前方继服 7 剂以巩固疗效。全方共奏祛风除湿、通络止痛之功效,颇具疗效。

病案 10

秦某,女,62 岁,2023 年 11 月 13 日初诊。

患者自诉右侧坐骨神经痛,双膝僵硬,双肩部疼痛,纳可,大便可。舌暗红,苔厚,脉滑涩。

中医诊断:膝痹(痰瘀阻络)。

西医诊断:双膝骨性关节炎。

治则:化痰祛瘀通络,兼以补益肝肾。

处方:防己 10g,薏苡仁 30g,川桐皮 10g,五加皮 10g,羌活 12g,独活 12g,透骨草 9g,海风藤 10g,络石藤 10g,制川乌 6g,豨莶草 10g,骨碎补 10g,木瓜 10g,牛膝 10g,狗脊 10g,桑寄生 10g。

用法：共 14 剂，水煎 400ml，日 1 剂，早晚饭后温服各 200ml。

二诊：2023 年 11 月 27 日。患者双膝关节僵硬、双肩部疼痛较前缓解，纳可，寐可，二便调。故在原方的基础上去防己、薏苡仁、川桐皮、五加皮、海风藤等祛风通络药，加当归 10g、川芎 10g、赤芍 10g、红花 9g、鸡血藤 10g、制草乌 6g、片姜黄 6g，均为补血活血药物。继服 7 剂。

三诊：2023 年 12 月 4 日。患者诉腰部酸困，脉濡细，考虑与肝肾不足相关。故调整处方，在二诊的基础上加杜仲 10g，全方加强补益肝肾之功。继服 14 剂。

按语：许公认为，患者为老年女性，功能退化，肝肾亏虚，以至于痰瘀阻于络脉，不通则痛，故出现双膝僵硬、双肩疼痛等症状。方选乌头薏苡仁汤加减。方中薏苡仁除湿通痹，为君药。羌活、独活共为臣药，二者皆为辛苦温燥之品，其辛散祛风，味苦燥湿，性温散寒，故皆可祛风除湿、通利关节。其中羌活善祛上部风湿，独活善祛下部风湿，两药相合，能散一身上下之风湿，通利关节而止痹痛。海风藤祛风除湿，通络止痛。络石藤祛风通络。透骨草具有活血、舒筋、祛风等功效，《本草纲目》中记录透骨草可用于治疗寒湿脚气、一切风湿疼痛挛缩。现代药理学指出，其有抗炎、镇痛等功效。五加皮祛风湿，补肝肾，强筋骨。《名医别录》记载“五茄，味苦，微寒，无毒”，具有补中益精、强筋骨等作用。现代药理学亦指出，其具有抗氧化、抗炎、免疫调节作用，以及降血糖、降血脂、抗肿瘤、细胞保护等功效。五加皮，味苦，性温，归肝、肾经，具有疗伤止痛、补肾强骨之功效，主治跌仆闪挫、筋骨折伤、肾虚腰痛、筋骨痿软、耳鸣耳聋、牙齿松动，外用消风祛斑，可治疗斑秃、白癜风等。狗脊，味苦、甘，性温，具有补肝肾、强筋骨、强腰膝、祛风湿的功效。二诊患者双膝关节僵硬、双肩部疼痛较前缓解，故在二诊去防己、薏苡仁、川桐皮、五加皮、海风藤等祛风通络等药；加当归、川芎、赤芍、红花、鸡血藤、制草乌、片姜黄等补血活血等药物（制川乌其性虽毒，但如法炮制，久煎 1h 以上，其毒性可自解，因病情需要故用药加量至 6g，则可透寒通络止痛之力甚强）。三诊患者诸症较前好转，腰部酸困，仍考虑与肝肾不足有关，在二诊的基础上加、杜仲。全方共奏化痰祛瘀通络、补益肝肾之功。

第二节　腰痛

病案 1

吉某，女，63 岁，2020 年 5 月 13 日初诊。

患者自诉腰背疼痛 1 年，加重 1 周。患者因 1 年前因淋雨受凉后出现腰背疼痛间作，加重 1 周。现症见：腰背疼痛、发紧、僵硬、转侧不利，并逐渐加重，遇到阴雨天则腰痛更加明显，寐可，偶有腹胀、大便干，2～3 日一行。舌暗红，苔白腻，脉弦滑。

中医诊断：腰痛（湿瘀阻络）。

西医诊断：腰椎间盘突出。

治则：除湿化瘀。

处方：葛根 10g，油松节 9g，伸筋草 9g，羌活 10g，海风藤 10g，络石藤 10g，骨碎补 10g，徐长卿 10g，姜黄 9g，五加皮 10g，川桐皮 10g，制草乌 6g，大黄 6g，莱菔子 30g，枳实 10g，火麻仁 30g。

用法：共 7 剂，水煎 400ml，日 1 剂，早晚饭后温服各 200ml。

二诊：2020 年 5 月 20 日。服药 7 剂，腰背疼痛、发紧、僵硬、转侧不利好转，寐可，偶有腹胀、大便干，2 日一行。舌淡红，苔白，脉弦滑。故调整方药，前方去姜黄，制草乌变制川乌 6g，加番泻叶 3g。

三诊：2020 年 5 月 27 日。无明显腰背疼痛间作、发紧，僵硬、转侧不利好转，寐欠佳，大便干，2 日一行。舌淡红，苔白，脉弦滑。故调整方药，前方去制川乌，加五味子 10g。

按语：许师认为，腰痛发病是一种慢性病程，呈进行性加重，疾病开始闭塞不通为主要的发病因素。《素问·痹论》云“风寒湿三气杂至合而为痹也……湿气胜者为着痹”。赵献可提出痰瘀同源的观点，认为病机多为经络闭塞不通，痰瘀互结。由此可见，气血运行不畅而产生瘀阻，津液停运不行，水湿凝滞积累为痰。瘀血和痰浊是最容易产生的致病因素，也是最常见的致病因子。痰瘀互结可以痹阻经络，损伤筋骨，使腰痛症状持续持久难愈。腰痛发病时间缓慢，病程较长，腰部长时间被邪气侵犯，致使病邪由浅入深，久病邪气侵入经络，致使气血凝结不能滋养皮肉筋脉，从而出现关节疼痛屈伸不利，麻木拘挛。其病机特点为本虚标实，五脏虚损为本、痰浊瘀血为标，寒邪侵袭、劳逸失当、饮食不节、情志内伤为其诱发因素。

本案患者因湿瘀阻络腰痛，表现为腰背疼痛间作、发紧、僵硬、转侧不利，遇到阴雨天则腰痛更加明显。舌暗红，苔黄腻，脉弦而滑。应该活血化瘀，利湿祛痰，通络止痛。

本案方中葛根味甘、辛，性凉，归脾、胃经，祛风升阳解肌，为君药。羌活性温，味甘、辛、苦，归膀胱、肾经，散表寒、祛风湿、利关节、止痛，善于治疗风寒湿痹导致的上半身疼痛，现代药理学研究证明，羌活有解热、发汗、镇痛作用，临床常用于外感发热、项背强痛者，为臣药。油松节、海风藤、五加皮具有祛风除湿、通经活络、舒筋骨、利关节、消肿止痛的功效，可用于治疗风湿性关节炎的腰膝疼痛、关节疼痛、筋骨痉挛。姜黄辛、苦，温，归脾、肝经，有破血行气、通经止痛作用，既入血分活血化瘀，又入气分行气导滞，常用于治疗风湿引起的肩背疼痛，常与羌活配伍。徐长卿味辛，性温，归肝、胃经，具有祛风除湿、止痛止痒、解毒消肿的功效，用于治疗风湿痹痛、腰痛，以及跌打损伤、湿疹。伸筋草味微苦，性凉，具有舒筋活络、清热利湿的功效。络石藤、川桐皮有祛风湿、通络、止痛的功效，对于治疗风湿性关节炎、腰膝疼痛效果比较好，能够有效止痛。草乌与川乌是同一科属里的不同植物的根，一般要炮制后再使用，有祛风湿、温经止痛的作用，可以治疗风寒湿痹、骨折瘀肿疼痛等(制川乌、制草乌其性虽毒，但如法炮制，久煎 1h 以上，其毒性均可自解，因病情需要故或用其一药至 6g，则可透寒通络止痛之力甚强)。莱菔子、枳实能行气散结，下肠胃积滞。火麻仁、番泻叶、大黄行气通便，治疗积滞腹胀，共用以活血化瘀、利湿祛痰、通络止痛。二诊时患者舌象已由暗红转为淡红，故去姜黄，制草乌变制川乌，大便干无明显好转，故加番泻叶。三诊时患者症状改善较明显，因患者出现寐欠佳，故加五味子以收敛固涩，益气生津，补肾宁心安神。

病案2

张某，男，34岁，2021年1月4日初诊。

右侧腰困疼痛1年余。平素畏寒，性功能减退，周身关节酸痛，双下肢困重，偶有心悸，耳鸣，纳可，夜寐差，入睡困难，二便调。舌质淡舌苔白，脉细滑。

中医诊断：腰痛（肝肾两虚）。

西医诊断：腰椎间盘突出。

治则：滋补肝肾，濡养筋脉。

处方：女贞子10g，墨旱莲9g，牛膝10g，杜仲9g，狗脊10g，金樱子10g，覆盆子10g，鹿衔草10g，伸筋草9g，首乌藤10g，酸枣仁10g，磁石30g。

用法：共7剂，水煎400ml，日1剂，早晚饭后温服各200ml。

患者服用7剂后复诊，因周身酸痛症状明显减轻，故去伸筋草；因性功能改善不明显，加阳起石10g。再次复诊时，悉症均明显减轻。

按语：本例患者平素畏寒，周身关节酸痛，故辨证为肝肾两虚。二至丸含有女贞子、墨旱莲，此二药可奏补益肝肾之功效。二至丸，方名出自清代汪昂撰《医方集解》，其文云："补腰膝，壮筋骨，强阴肾，乌髭发。"患者诉性功能减退，加之周身关节疼痛、夜寐差，故本方多用补益肝肾、养心安神之药。复诊时患者性功能仍较差，故加用阳起石以温肾壮阳，疗效显著。

病案3

张某，女，37岁，2021年2月23日初诊。

患者半年前开始因长期开车出现腰痛，进行性加重，腰痛、痛处固定，1周前在我院完善CT及磁共振成像检查均提示腰椎间盘突出。现症见：腰痛，口干，心烦，偶有腹胀，呕吐，双下肢水肿，纳可，寐欠佳，小便调，大便稀，舌质暗红，苔薄白，脉沉细。

中医诊断：腰痛（肝肾阴虚，气滞血瘀）。

西医诊断：腰椎间盘突出。

治则：补益肝肾，活血化瘀。

处方：牛膝 10g，狗脊 10g，桑寄生 10g，杜仲 10g，当归 10g，川芎 10g，桃仁 10g，红花 10g，北刘寄奴 10g，鸡血藤 10g，络石藤 10g，木瓜 10g，地龙 9g，薏苡仁 30g，磁石（煅）30g，冬瓜皮 30g，猪苓 10g。

用法：共 7 剂，水煎 400ml，日 1 剂，早晚饭后温服各 200ml。

二诊：2021 年 3 月 1 日。患者无腹胀，呕吐，双下肢水肿，腰痛、痛处固定好转，口干，心烦好转，纳可，寐欠佳，小便调，大便稀。舌质暗红，苔薄白，脉沉细。故前方去木瓜、猪苓，薏苡仁改为 15g。

三诊：2021 年 3 月 8 日。患者口干，心烦好转，腰痛、痛处固定好转，纳可，寐好转，小便调，大便好转。舌质暗红，苔薄白，脉沉细。前方去煅磁石，无加，继续口服。

按语：许师认为，腰痛是指腰部感受外邪，或因劳伤，或由肾虚而引起气血运行失调，脉络绌急，腰府失养所致的以腰部一侧或两侧疼痛为主要症状的一类病证。腰痛一病，古代文献早有论述，《素问·脉要精微论》指出“腰者，肾之府，转摇不能，肾将惫矣”，说明了肾虚腰痛的特点。《黄帝内经》在其他篇章还分别叙述了腰痛的性质、部位与范围，并提出病因以虚、寒、湿为主。《金匮要略》已开始对腰痛进行辨证论治，创治肾虚腰痛之肾气丸、治寒湿腰痛之干姜苓术汤，两方一直为后世所重视。隋代《诸病源候论》在病因学上，充实了“坠堕伤腰”“劳损于肾”等病因，分类上分为卒腰痛与久腰痛。气滞血瘀腰部持续用力，劳作太过，或长期体位不正，或腰部用力不当，屏气闪挫，跌仆外伤，劳损腰府筋脉气血，或久病入络，气血运行不畅，均可使腰部气机壅滞，血络瘀阻而生腰痛，腰痛分虚实论治。虚者以补肾壮腰为主，兼调养气血;实者以祛邪活络为要,针对病因,施之以活血化瘀、散寒除湿、清泻湿热等法。虚实兼夹者分清主次,标本兼顾治疗。

本案方中牛膝味苦、甘、酸,性平,归肝、肾经,疏利下行,既能补能泻,强腰补肾,活血化瘀,又能引药下行直达病所,为君药;当归味甘、辛,性温,归肝、心、脾经,功效补血活血、调经止痛、润肠通便,用于虚寒腹痛、风湿痹痛等;川芎性温,味辛,归肝、胆、心包经,具有活血行气、祛风止痛的作用,常用于血瘀气滞导致的产后瘀滞腹痛、胁肋疼痛、疮痈肿痛、跌打损伤等;桃仁味苦、甘,性平,红花辛散,均有活血化瘀、散瘀止痛之效,疏达经络止痛;狗脊味苦、甘,性温,入肝、肾经,具有补肝肾、强腰膝、祛风湿的功效;桑寄生、杜仲、北刘寄奴均为补肝肾、强腰益精之品;鸡血藤味苦、微甘,性温,归肝经,具有行血补血、舒筋活络的作用;络石藤性微寒,味苦,归肝、肾经,功效祛风通络、凉血消肿,用于风湿热痹、筋脉拘挛、腰膝酸痛;木瓜性温,味酸,入肝、脾经,具有舒筋活络、化湿和胃的功效;地龙具有清热息风、通经活络、利水渗湿的功效,可用于各种痹病和半身不遂;薏苡仁、猪苓利水湿健脾;冬瓜皮利尿消肿;磁石镇静安神。全方共奏补益肝肾、活血化瘀、利水消肿之效。二诊无腹胀,呕吐,双下肢水肿,腰痛、痛处固定好转,故前方去木瓜、猪苓,薏苡仁改为 15g。三诊患者睡眠好转,前方去煅磁石,继续口服。嘱患者避免寒湿、湿热侵袭,规律清淡饮食,禁辛辣,忌甜腻、煎炸、油腻食物,适量运动,注重劳动卫生,腰部用力应适当,不可强力举重,不可负重久行,坐、卧、行走保持正确姿势。

第十一章 妇科病证

第一节 月经失调

病案 1

方某,女,41 岁,2016 年 7 月 14 日初诊。

自诉近 3 个月月经未至,查血人绒毛膜促性腺激素(HCG)(-),尿妊娠试验(-)。诉偶有口干、口苦,汗多,纳可,夜寐欠安,二便可。舌质红,舌苔薄白,脉偏细。

中医诊断:闭经(肝肾亏虚)。

西医诊断:月经不调。

治则:滋补肝肾。

处方:黄芪 10g,当归 10g,川芎 10g,白芍 10g,熟地黄 10g,枸杞子 10g,紫河车 10g,女贞子 10g,墨旱莲 10g,桑椹 30g,何首乌 10g,山药 10g,防风 10g,五味子 10g,浮小麦 30g,麻黄根 10g。

用法:共 7 剂,水煎 400ml,日 1 剂,早晚饭后温服各 200ml。

二诊:2016 年 7 月 22 日。患者自诉汗多症状明显改善,但夜寐欠安,且大便干燥,3~4 日一行。舌质红,舌苔薄白,脉细。

处方:黄芪 10g,当归 10g,川芎 10g,白芍 10g,熟地黄 10g,枸杞子 10g,紫河车 10g,女贞子 10g,墨旱莲 10g,桑椹 30g,何首乌 10g,山药 10g,防风 10g,柏子仁 15g。

用法：共7剂，水煎400ml，日1剂，早晚饭后温服各200ml。

三诊：2016年7月29日。患者自述3日前月经已至，但诉月经色黑、腰酸、小腹坠痛不适。舌质淡红，舌苔薄白，脉细。

处方：黄芪10g，当归10g，川芎10g，赤芍10g，熟地黄10g，枸杞子10g，紫河车10g，女贞子10g，墨旱莲10g，桑椹30g，何首乌10g，山药10g，防风10g，柏子仁15g，红花6g。

用法：共7剂，水煎400ml，日1剂，早晚饭后温服各200ml。

患者症状改善，随访1年症状无反复。

按语：中医学认为，冲脉为血海，脾胃为气血生化之源，脾胃健运，运化如常则血海充盈，月经如期而至，脾胃亏虚气血生化不足，则月经不调。当以补益气血健运脾胃为治。方中重用黄芪、当归为君，黄芪性微温，味甘，归脾、肺经，补气升阳，益卫固表，生津养血，当归性温，味甘、辛，归肝、心、脾经，补血活血，调经止痛；熟地黄、白芍、何首乌为臣，熟地黄补血滋阴，填精益髓，白芍养血调经，敛阴止汗，柔肝止痛，何首乌补肝肾，益精血，强筋骨；辅以枸杞子、女贞子、墨旱莲，均滋补肝肾，桑椹滋阴补血，生津润燥，紫河车温肾补精，益气养血，益气养阴，补脾肺肾，川芎活血行气，祛风止痛，防风祛风解表，胜湿止痛，五味子收敛固涩，益气生津，补肾宁心，浮小麦固表止汗，益气，麻黄根固表止汗。诸药配伍，共奏补益气血、活血调经之功。后患者自诉汗多症状明显改善，但夜寐欠安，且大便干燥，3～4日每行。故在前方基础上调整，去五味子、浮小麦、麻黄根，加柏子仁以养心安神兼润肠通便，后患者月经已至但诉色黑、腰酸、小腹坠痛不适，以加大活血调经药物而收功。

病案2

田某，女，35岁，2019年9月24日初诊。

患者月经延期，痛经，经色鲜红、有血块，量少，经前面部痤疮显著，双下肢浮肿。舌质红，舌苔薄黄，脉弦。

中医诊断：月经不调（肝血不足、湿毒壅腑）。

西医诊断:月经失调。

治则:补血活血,清热疏肝。

处方:当归 10g,川芎 10g,赤芍 10g,红花 6g,桃仁 6g,败酱草 30g,龙葵 10g,大青叶 10g,蒲公英 30g,薏苡仁 30g,槐花 30g,玫瑰花 30g,大黄 6g,桑白皮 30g,黄芩 10g,艾叶 9g。

用法:共 7 剂,水煎 400ml,日 1 剂,早晚饭后温服各 200ml。

二诊:2019 年 10 月 20 日。患者夜寐差,舌质淡红,舌苔薄黄,脉弦。继服 7 剂。上方去红花、桃仁、黄芩、艾叶,加金银花 10g、首乌藤 15g、煅磁石 10g、蜜百合 15g。继服 14 剂后患者月经未延期,月经量正常、无血块,无痛经。

按语:本证以桃红四物汤加减治疗以补血活血、清热疏肝。方中当归补血活血,为君药,川芎行气,为臣药,所谓气行则血行。赤芍、红花、桃仁活血化瘀,黄芩、大黄、败酱草、龙葵、大青叶、蒲公英、槐花清热解毒,改善面部痤疮,薏苡仁健脾渗湿,桑白皮利水消肿以改善下肢浮肿,玫瑰花疏肝解郁,艾叶温经活血。二诊时患者睡眠差,去部分活血、清热药,增加首乌藤、煅磁石、蜜百合以镇惊养心安神。

病案 3

马某,女,27 岁,2020 年 9 月 29 日初诊。

月经后期,35～45 天一行,量少,色暗红,有血块,自月经至既有痛经,婚后 3 年未孕,夜寐欠安,多梦,易醒,纳可,二便调。舌质淡红舌苔白,脉沉细。

中医诊断:月经不调(肝郁气滞,心神不宁)。

西医诊断;月经失调。

治则:疏肝解郁,宁心安神。

处方:当归 10g,川芎 3g,白芍 10g,熟地黄 10g,郁金 10g,金樱子 10g,桑椹子 10g,香附 10g,吴茱萸 6g,首乌藤 10g,磁石 30g,酸枣仁 10g,枳壳 10g,百合 10g。

用法：共7剂，水煎400ml，日1剂，早晚饭后温服各200ml。

服药1周后复诊，此次月经无小腹疼痛，原方去吴茱萸，加莱菔子30g，枳壳换枳实，加用定坤丹。三诊时睡眠明显好转，原方去磁石、酸枣仁、枳实、百合、郁金，加女贞子10g、墨旱莲9g、枸杞子6g，诸症好转。

按语：四物汤为补血常用方，亦为调经的基本方。患者自月经初潮既有痛经，此为宫血亏虚，血行不畅，不通则痛，且妇人易血虚、血瘀，进而导致月经不调，故选用妇科胜方四物汤补血调血。因结婚3年未孕，求子心切，加用郁金、首乌藤、酸枣仁以安神宣窍解郁，磁石以镇惊平肝安神。此外，金樱子、桑椹子能补肾益精，连用理气之药，使得全身气机通畅，痛经亦得以消失。二诊增强原方健脾理气之功效，三诊加用二至丸，增强补益肝肾、滋阴养血之功效，使得月经正常，心态平和，方能得子。

病案4

曹某，女，38岁，2019年2月1日初诊。

月经不调6个月余。症见：月经前至，色暗，夹有血块，平素情绪急躁易怒，行经时腰部疼痛，无明显畏寒，腹部冷痛，得温痛减，夜寐差，易惊醒，纳可，二便调，大便每日一行。舌质淡红，舌苔薄白，脉弦滑。

中医诊断：月经不调（肝郁气滞）。

西医诊断：月经失调。

治则：疏肝解郁，活血化瘀。

处方：红花6g，桃仁6g，当归10g，川芎10g，白芍10g，三棱10g，莪术10g，蒲黄10g，艾叶9g，泽兰10g，香附10g，吴茱萸6g，五灵脂6g。

用法：共7剂，水煎400ml，日1剂，早晚饭后温服各200ml。

二诊：2019年2月8日。腹部冷痛较前改善，夜寐差，加酸枣仁30g、龙齿30g、牡蛎30g。

三诊：2019年2月15日。月经至，色暗红，腹部冷痛较前明显改善，夜寐一般，故去吴茱萸，加牛膝10g。

按语:《素问·举痛论》曰:“痛而闭不通矣。”桃红四物汤源自清代吴谦等所著的《医宗金鉴·妇科心法要诀》。许师云:“胞宫的气血运行不畅,‘不通则痛’,或胞宫失于濡养,‘不荣则痛’,故使痛经发作。”妇女以血为主,四物汤方中当归调血行血,熟地黄滋阴补血,川芎行血散血,入血分,理血中之气,白芍敛阴养血。张景岳云:“补血行血莫如当归,行血散血莫如川芎”。故四物汤补血调血,为理血之要药,妇科之良方。其中再加桃仁、红花活血化瘀,气顺血调,则疼痛自止。

病案5

王某,女,32岁,2022年11月19日初诊。

自诉经期不准,月经推后,经期3～4天,经色暗红,量少,淋漓不尽,畏寒怕冷,经前或经期小腹胀痛,得温则减,无血块。纳可,夜寐欠安,二便调。舌质暗有瘀斑,舌苔薄,脉沉细涩。

中医诊断:月经不调(胞宫虚寒,肝郁气滞)。

西医诊断:月经失调。

治则:温经散寒,化瘀止痛。

处方:香附10g,乌药6g,艾叶9g,泽兰10g,五灵脂6g,郁金10g,延胡索10g,桑椹15g,当归10g,紫石英10g,鹿角霜10g,熟地黄10g,川楝子6g,薏苡仁30g,首乌藤10g,磁石30g。

用法:共7剂,水煎400ml,日1剂,早晚饭后温服各200ml。

二诊:2019年11月26日。患者诉此次月经以来第二日,经色淡红,量少,小腹部胀痛较前减轻。舌质暗有瘀斑,舌苔薄,脉沉细涩。

处方:香附10g,乌药6g,艾叶9g,泽兰10g,五灵脂6g,郁金10g,延胡索10g,桑椹15g,当归10g,紫石英10g,鹿角霜10g,熟地黄10g,川楝子6g,薏苡仁30g,首乌藤10g,磁石30g,血余炭10g,吴茱萸10g。

用法:共7剂,水煎400ml,日1剂,早晚饭后温服各200ml。

上方服用1个月后,月经至且无小腹痛,经色鲜红,经量正常。

按语:《素问·腹中论》提及"枯病""竭肝伤,故月事衰少不来"。《临证指南医案》有"女子以肝为先天"之说。许师曰:肝体阴而用阳,肝体之阴,包括藏血之血,有支持天癸的作用,因此,也有支持肾阴的作用,即所谓的乙癸同源。肝主情志,伤于情志,则月经不调。故治法温经散寒,理气行滞。处方选用乌药汤+温经汤加减。方中乌药理气行滞为君;香附疏肝理气为臣;当归养血活血调经为佐;延胡索理气行滞止痛;郁金、川楝子解郁,理气通络止痛;艾叶温经止血;泽兰活血,祛瘀消肿;五灵脂活血散瘀,炒炭止血;桑椹补肾;紫石英益血暖宫;鹿角霜、熟地黄温肾助阳,收敛止血;薏苡仁、首乌藤、磁石重镇养心安神。全方共奏行气活血调经之效。

病案 6

田某,女,38 岁,2020 年 3 月 19 日初诊。

患者近 1 年来月经行经日久,每次持续 15～20 天,周期也不规律,先后不定(间隔 20～70 天)。末次月经为 2020 年 2 月 21 日,至今未净、量多,色红有血块,伴有头晕,多梦,烦急,胸闷,手足心热,口干。舌红,苔少,脉细数。

中医诊断:崩漏(肾阴虚证)。

西医诊断:月经失调。

治则:收敛止血,补血调经。

处方:当归 10g,黄芪(炒)10g,血余炭 10g,地榆炭 10g,荆芥穗炭 10g,贯众炭 10g,蒲黄炭 10g,艾叶炭 10g,侧柏炭 10g,杜仲 10g,槐花 30g。

用法:共 7 剂,水煎 400ml,日 1 剂,早晚饭后温服各 200ml。

按语:经期延长,淋漓不断,此为漏下,《沈氏女科辑要》阐述其病因,或因气虚不能摄血,或因经行而合阴阳,外邪客于胞内;亦有因血热而不循其常度者。患者经漏不尽,需服药止血,量多,有血块,为营血亏虚,阴虚内热,热扰冲任,血海不宁,经血妄行之故,治分两步,当止血为先,养阴在后。本方中以大量收敛止血药为主,意在先止血,血余炭、地榆炭、荆芥穗炭、贯众炭、蒲黄炭、艾叶炭、侧柏炭均为收敛止血药,当归又能健脾益气,使气血生化有源,黄芪补益脾肺，防止正虚感邪。

病案 7

王某，女，45 岁，2022 年 2 月 16 日初诊。

患者自诉月经失常已久，每月后期，量少，色黑有块，来时少腹胀痛，伴腰痛腰酸，并有头痛头晕，平素爱生气，脘腹胀满，纳食少，二便调。舌质红，苔薄白，脉细弦。

中医诊断：月经不调（肝郁气滞）。

西医诊断：月经失调。

治则：疏肝理气，活血调经。

处方：当归 10g，川芎 10g，赤芍 10g，红花 10g，桃仁 6g，泽兰 10g，五灵脂 6g，王不留行 10g，生蒲黄 10g，益母草 10g，木香 10g，莱菔子 30g，郁金 10g。

用法：共 7 剂，水煎 400ml，日 1 剂，早晚饭后温服各 200ml。

服药 7 剂后诸症明显改善。

按语：肝主藏血，体阴而用阳，肝血不足，肝气失于条达，气不宣达，血为气滞，阻滞冲任，血海不能如期满溢而经期延后。许师认为本例因肝病之肝血虚、肝气郁，治之从肝，养血解郁，肝病愈则经调，故治宜养肝血、理气郁而调经，体现了整体论治，由他病而致经不调者治他病而经则调的学术思想。肝气郁滞，疏泄失度，或过之或不及，故经行后期，气滞血行不畅则经色黑有块，肝经所循处懑胀痛、脉弦细为肝郁候。治以桃红四物汤加益母草、泽兰、五灵脂、生蒲黄以养血活血，化瘀通经，郁金既疏肝解郁又行气止痛，木香、莱菔子理气调经。

许师认为七情过度为月经病之内在因素，其最多见者为忧思、愤怒、郁气所伤。部分女子性情要强，稍有失望即悲伤痛哭、郁郁寡欢而成肝气不舒的种种证候。肝藏血，主疏泄，主一身之气机，气机以条达为顺，气机郁滞，阻碍血行，则冲任失调，经血疏泄失常，导致月经不调。调肝理气使气机调畅，血行和调，经脉通利，则经病自愈。

病案 8

王某，女，45 岁，2018 年 12 月 13 日初诊。

患者自诉 2 个月月经未至，末次月经为 2018 年 9 月 21 日，平素月经来时伴有下腹坠痛、腰酸困不适，经血色暗，有血块，间有胃胀满不适，无反酸、呃逆，纳、寐可，二便可。舌红苔薄白，脉细弦。

中医诊断：月经不调（肝郁气滞，血瘀）。

西医诊断：月经失调。

治则：疏肝解郁，活血化瘀。

处方：当归 10g，川芎 10g，赤芍 10g，红花 6g，桃仁 6g，郁金 10g，泽兰 10g，五灵脂 6g，王不留行 10g，蒲黄 10g，益母草 30g，木香 10g，莱菔子 30g。

用法：共 7 剂，水煎 400ml，日 1 剂，早晚饭后温服各 200ml。

服药 7 剂后，复诊患者自诉月经已至，量少，色暗，有血块，仍感胃胀满，舌红苔薄黄，脉沉细。故前方基础上去赤芍、桃仁、泽兰，加金钱草 10g、鸡内金 6g、槟榔 10g、熟地黄 10g、桑椹 30g、丹参 10g，继服 7 剂。上述症状均有所改善。随访患者 3 个月，患者诉月经较前明显改善。许师云：鉴于患者处于绝经前后，月经不规律，实属正常，后期不过于干涉，随其自然。

按语：许师认为本案月经不调，病机为肝气郁结，气滞血瘀。故治疗用疏肝理气、祛瘀调经之法，方中当归、川芎、赤芍养血调经；桃仁、红花、益母草、王不留行行血祛瘀；郁金、木香、莱菔子理气解郁；蒲黄、泽兰兼去湿。其方行而不滞，活血兼以补血，实属妙哉。

病案 9

曾某，女，41 岁，2021 年 4 月 21 日初诊。

患者 1 年前开始月经不规律，闭经半年余，伴形体肥胖，完善妇科彩超未见异常，偶感胸闷泛恶，神疲倦怠，纳少，痰多，带下量多、色白。舌质淡，苔腻，脉滑弦。

中医诊断：闭经（痰湿阻滞）。

西医诊断:月经失调。

治则:健脾燥湿化痰,活血调经。

处方:苍术 10g,香附 10g,枳壳 10g,陈皮 10g,茯苓 10g,胆南星 10g,甘草 6g,生姜 6g,薏苡仁 30g,党参 10g,白术 10g,半夏 10g,川芎 10g,当归 10g。

用法:共 7 剂,水煎 400ml,日 1 剂,早晚饭后温服各 200ml。

二诊:2021 年 4 月 28 日。患者神疲倦怠、胸闷泛恶较前好转,体重未见明显变化,痰多较前好转,带下量多,色白,纳尚可,大小便可。舌质淡,苔腻,脉滑弦。患者诸症状好转,故守原方继续服药。

三诊:2021 年 5 月 6 日。患者无明显神疲倦怠、胸闷泛恶,无痰,体重下降 1.5kg,患者自诉出现皮肤瘙痒,带下量适中,纳尚可,小便可,大便干燥,1～2 日一行。舌质淡,苔腻,脉滑弦。故前方加大腹皮 10g、大黄 6g,以下气宽中通便,加白鲜皮 10g、地肤子 10g,以清热利湿、止痒。

按语:《素问·评热病论》云“月事不来者,胞脉闭也。胞脉者,属心而络于胞中,今气上迫肺,心气不得下通,故月事不来也”。许师认为,闭经发病机制主要是冲任气血失调,有虚、实两个方面。虚者由于冲任亏败,源断其流;实者因邪气阻隔冲任,经血不通。导致闭经的病因复杂,有先天因素,也有后天获得,可由月经不调发展而来,也有因他病致闭经者。常见的分型有肾虚、脾虚、血虚、气滞血瘀、寒凝血瘀和痰湿阻滞。

本案方中苍术性温,味辛苦,归脾、胃经,功效为健脾、燥湿、解郁、辟秽,治湿盛困脾、倦怠嗜卧、脘痞腹胀、食欲不振等,为君药;香附味辛、微苦、微甘,性平,归肝、脾、三焦经,主要功效是疏肝解郁、调经止痛、理气调中,为臣药;陈皮味苦、辛,性温,归肺经和脾经,具有理气、健脾、燥湿、化痰的功效;甘草具有补脾益气、清热解毒、祛痰止咳、缓急止痛、调和诸药之功效;胆南星性凉,味苦,入肝、脾经,具有息风定惊、清火、化痰的功效,可用于治疗中风、癫痫等病症,其对于风寒引起的痰湿厚重也具有较好的治疗效果;生姜芳香味辛辣,健胃发汗解表,温中止呕,温肺止咳,解鱼蟹毒,解药毒;枳壳味辛、苦,性微寒,入脾、胃经,具有理气宽中、行滞消胀的功效;茯苓味甘、淡,性平,具有利水渗湿、益脾和胃、宁心安神之功;薏苡仁利水渗湿,健脾止泻,祛湿除痹,清热排脓;白术性温,味甘、苦,归脾、胃经,补气健脾、燥湿利水、止汗;半夏燥湿化痰,降逆止呕;当归味甘、辛,性温,归肝、心、脾经,补血活血、调经止痛、润肠通便;川芎活血化瘀,行气止痛;党参味甘,性平,具有补中、益气、生津、养血、健脾、镇静的功效,适用于脾胃虚弱、气血两亏、体倦无力、食少、口渴、久泻等症,现代医学证实,党参对神经系统有兴奋作用。全方共奏健脾燥湿化痰、活血调经之功。二诊患者诸症状好转,故守原方继续服药。三诊患者无明显神疲倦怠、胸闷泛恶,无痰,体重下降1.5kg,自诉出现皮肤瘙痒,带下量适中,大便干燥,故前方加大腹皮、大黄以降气化痰、消食通便,加白鲜皮、地肤子以清热利湿、止痒。嘱患者防受寒,清淡饮食,多吃蔬菜、水果,忌烟酒、油腻、辛辣之品,适量运动,如有不适门诊随访等。

病案10

解某,女,46岁,2022年12月27日初诊。

患者精神差,乏力,月经先后无定期,量少色暗伴血块,痛经,时有腰困,纳可,寐差,二便调。舌质暗,苔薄白,脉弦细。

中医诊断:月经不调(气滞血瘀)。

西医诊断:月经失调。

治则:理气活血化瘀。

处方:当归10g,赤芍10g,川芎10g,生蒲黄10g,王不留行10g,泽兰10g,艾叶9g,郁金10g,桑寄生10g,益母草10g,牛膝10g,首乌藤10g,磁石(煅)30g。

用法:共7剂,水煎400ml,日1剂,早晚饭后温服各200ml。

二诊:2023年1月3日。患者自诉腰困较前好转,精神差,乏力,纳差,无口干、口苦,寐差,二便调。故调整处方:在原方的基础上去艾叶、生蒲黄、王不留行、泽兰、郁金、益母草。加淡竹叶 9g、五味子 10g、酸枣仁 30g、枳实 10g、厚朴 9g、莱菔子 30g、灯心草 3g、龙齿 30g、茯神 10g。继服 7 剂。

三诊:2023 年 1 月 10 日。患者自诉诸症较前好转,时有寐差,纳可,二便调。脉细弱。故调整处方:在二诊方药的基础上加入合欢花 10g、百合(蜜炙)10g、制远志 10g、桑椹 10g、浮小麦 30g、川楝子 9g。继服 7 剂。

按语:许公认为,患者情志不畅,气滞血瘀,瘀血阻滞胞宫,故出现月经先后无定期;瘀血阻于经脉及胞宫,不通则痛,故可见痛经;瘀血阻滞,失去濡养腰部经脉、筋、肌肉等功效,故可见腰痛。舌质暗等皆是瘀血阻络的表现。全方以活血化瘀为主。

本案方中当归补血养肝,和血调经,川芎入血分理血中之气,二者共为君药。赤芍具有清热凉血、散瘀止痛之功,现代药理研究指出,其可调节机体免疫状态、诱导肿瘤细胞凋亡、减少耐药蛋白和基因表达、抗血小板聚集、延长血栓形成时间等;蒲黄性平,行血消瘀;王不留行,苦,平,归肝、胃经,能活血通经;泽兰,苦、辛,微温,归肝、脾经,可以活血;艾叶味辛、苦,性温,有小毒,归肝、脾、肾经,具有温经止痛、散寒通经、安胎等功效;郁金,辛,苦寒,归肝、胆心、经,可以活血止痛、行气解郁、清心凉血等。以上药物皆可活血,为臣药,可加强本方的活血化瘀功效。患者自诉腰痛,在活血的同时应该注重补益肝肾之不足,故方中加入桑寄生、益母草、牛膝等补益肝肾之品。首乌藤始载于苏颂的《图经本草》,首乌藤具有活血安神、祛风通络之功效,可以改善患者失眠等心神不宁之状,临床常用于内服治疗失眠多梦、血虚身痛、风湿痹痛,外用治疗皮肤瘙痒等症。磁石始载于《神农本草经》,具有镇静安神之功,可以和首乌藤合用增强安神之功。二诊患者有纳差、寐差等症状,考虑与久病脾胃虚弱、气血虚弱密切相关,故在前方的基础上去除大量活血化瘀之品,加入消食、安神之品,如枳实、厚朴、莱菔子、茯神、龙齿等。三诊患者自述诸症较前明显好转,仍有寐差,故在前方的基础上加强安神之功,加入蜜百合、制远志、合欢花等安神之品。全方共奏活血化瘀之效,颇具疗效。

病案 11

王某,女,37 岁,2019 年 10 月 30 日初诊。

患者近 5 个月月经提前,色暗红,有血块,经量少,时有痛经,小腹坠胀,腰膝酸软,面部时有痤疮,纳、寐可,二便调。舌质淡,舌苔薄白,脉沉细。

中医诊断:月经病(肝血不足,肝郁气滞)。

西医诊断;月经失调。

治则:调肝理气养血。

处方:当归 10g,川芎 10g,赤芍 10g,红花 6g,桃仁 6g,泽兰 10g,五灵脂 6g,桑椹 30g,茯苓 10g,玫瑰花 10g,益母草 30g。

用法:共 7 剂,水煎 400ml,日 1 剂,早晚饭后温服各 200ml。

诸症好转。

按语:女子以肝为本,肝血不足则月经量少,肝郁气滞,经脉不利,故经行不畅,色暗有块。治宜养血调经,活血化瘀,方以桃红四物汤加减,夹有血块者,酌加泽兰、益母草活血破瘀调经;加桑椹滋阴补血,茯苓健脾生血。药到病除。

第二节　乳腺增生

病案 1

黄某,女,35 岁,2019 年 7 月 23 日初诊。

患者 1 年前发现两侧乳房肿块伴有疼痛,经行前疼痛加剧,乳腺 B 超显示双侧乳房肿块,大小均在 2cm×2cm 左右,质硬,推之可移,不与皮肤粘连,皮色正常,有压痛,纳、寐可,二便调。舌质暗,舌苔白腻,脉沉涩。

中医诊断:乳痈病(肝郁气滞)。

西医诊断:乳腺增生。

治则:疏肝解郁理气。

处方：青皮 10g，柴胡 10g，川芎 10g，枳壳 9g，赤芍 10g，香附 10g，延胡索 10g，郁金 10g，浙贝母 12g，丝瓜络 10g，川楝子 9g，山慈菇 6g。

用法：共 14 剂，水煎 400ml，日 1 剂，早晚饭后温服各 200ml。

二诊：2019 年 8 月 7 日。患者双侧乳腺结节略有缩小，上方加当归 10g、白芍 10g、菟丝子 10g。继服 14 剂，悉症均减。此后坚持于许师处服药 3 个月，乳腺结节明显缩小，无疼痛。

按语：此病属中医学“乳癖”范畴。许师云：本病的病机为肝气郁结、痰凝血瘀、冲任失调。该病多与脏腑功能失调、气血失和有关，尤其是性格内向，情绪压抑，好生闷气，或性情急躁，动则易怒或七情所伤，忧思过度，而致肝失疏泄，郁而成痰等均可导致痰湿结聚，气血凝滞而形成肿块。方中柴胡疏肝解郁，调理气机，为主药；川芎理气活血止痛，川楝子清热行气，泻气分之热而止痛；延胡索活血行气，行血分之滞而止痛；郁金能散能行，既能活血又能行气解郁，而达止痛之效，配柴胡、香附共奏活血行气止痛之功；山慈菇清热解毒，消痈散结；当归、白芍和血止痛；菟丝子益肾固本，调冲任。诸药合用，共奏疏肝行气、活血通络、化痰散结、调理冲任之功效。

病案 2

刘某，女，36 岁，2019 年 4 月 4 日初诊。

急性乳腺炎术后半个月余。1 周前患者自觉右侧乳房胀痛，稍有瘙痒，按压乳头无液体流出，可触及 2～3 个小结节，复查乳腺彩超提示轻度乳腺增生。平素患者心烦、易怒、脾气暴躁，纳可，夜寐可，二便如常。舌质暗，苔薄白，脉细弦。

中医诊断：乳痈病（肝郁气滞）。

西医诊断：乳腺结节。

治则：疏肝解郁，行气消滞，兼以散结消肿。

处方：柴胡 10g，枳壳 10g，青皮 10g，郁金 10g，赤芍 10g，蒲公英 30g，薏苡仁 30g，皂角刺 10g，天花粉 9g，王不留行 10g，路路通 10g，败酱草 30g，金银花 30g。

用法:共 7 剂,水煎 400ml,日 1 剂,早晚饭后温服各 200ml。

连续治疗 1 个月后复查乳腺彩超提示结节较前明显减小,患者乳房胀痛基本消失。

按语:许师认为,乳头属足厥阴肝经,肝主疏泄,能调节乳汁的分泌,若情志内伤,肝气不舒,厥阴之气失于疏泄,使乳汁发生壅滞而结块,郁久化热,热盛肉腐则成脓。柴胡疏肝散为疏肝解郁、行气止痛之剂。方中柴胡、枳壳、青皮、郁金疏肝、行气、解郁,皂角刺、天花粉脱癖排脓,赤芍、金银花清热解毒、泻火,蒲公英、王不留行、路路通、败酱草消乳散结,薏苡仁利湿健脾。诸药合用,共奏疏肝解郁、行气、散结之功。

第三节 痛经

病案

王某,女,19 岁,2020 年 1 月 7 日初诊。

患者自诉每于月经来时腹痛难忍,伴腰部酸困不适、胸胁胀痛,月经量少,色暗红,夹杂血块,自诉周期规律,纳、寐尚可,二便调。舌质红,苔薄白,脉细滑。

中医诊断:痛经(肝郁气滞证)。

西医诊断:痛经。

治则:疏肝解郁,行气止痛。

处方:当归 10g,川芎 10g,赤芍 10g,红花 6g,桃仁 6g,三棱 10g,莪术 10g,蒲黄 10g,泽兰 10g,五灵脂 10g,延胡索 10g,香附 12g,吴茱萸 6g,艾叶 9g,益母草 30g。

用法:共 7 剂,水煎 400ml,日 1 剂,早晚饭后温服各 200ml。

7 剂后患者自诉上述症状明显改善。

按语：许师云，女子以肝为先天，肝性喜条达而恶抑郁，肝失疏泄，气机郁滞，经气不利，故胸胁胀痛；肝郁气滞，血行不畅，气血失和，冲任失调，故见痛经，月经量少，色暗红；肝气郁结，阻滞经络，故见腰部酸困不适；舌象、脉象均为肝郁气滞之征。方中当归、川芎、赤芍、红花、桃仁活血行血；三棱、莪术破血消癥，以生新血；延胡索、香附、吴茱萸行肝兼以柔肝；艾叶行气止痛；益母草活血调经。诸药合用，共奏疏肝、柔肝、解郁之效。

第十二章 内科杂证

第一节 脏躁

病案

徐某,女,47岁,2016年8月2日初诊。

患者诉近1年停经后,自觉汗出潮热,心烦易怒,口干,口苦,纳可,夜寐差,二便调。舌质暗红,苔薄白,脉沉细。既往体健。

中医诊断:脏躁,(肝肾阴虚,虚火上炎)。

西医诊断:自主神经功能紊乱。

治则:滋补肝肾。

处方:女贞子10g,墨旱莲10g,黄芩10g,黄连6g,黄柏10g,青蒿10g,地骨皮10g,浮小麦30g,牡蛎(煅)30g,连翘10g,竹叶10g,知母10g,五味子10g。

用法:共7剂,水煎400ml,日1剂,早晚饭后温服各200ml。

二诊:2016年8月8日。服药后诸症略有改善,但仍诉睡眠欠佳,易惊醒,多汗。舌质暗红,苔薄白,脉沉细。

处方:女贞子10g,墨旱莲10g,黄芩10g,黄连6g,黄柏10g,青蒿10g,地骨皮10g,浮小麦30g,牡蛎(煅)30g,连翘10g,竹叶10g,知母10g,五味子10g,磁石30g,浮小麦30g。

用法:共7剂,水煎400ml,日1剂,早晚饭后温服各200ml。

三诊:2016年8月18日。自述诸症明显改善,随访1年症状未反复。

按语：中医学认为脏躁多属内伤虚证，因精血不能营养五脏，阴阳失去平衡，虚火妄动，上扰心神，或灼伤肺金，或心肾不交，或心肝火旺，肝阴受损，或素体有痰，痰火交织而致。故见烦躁，情智失控，神情恍惚，哈欠频作，不能自主等。当以滋养清热为治则。方中重用女贞子、墨旱莲为君，女贞子性凉味甘，功善滋补肝肾，又兼清虚热，补中有清，墨旱莲性寒味甘，归肝、肾经，滋补肝肾，凉血止血；黄芩、黄连、黄柏、青蒿、地骨皮为臣，黄芩、黄连、黄柏合用，上、中、下三焦湿热均清，青蒿苦辛而寒，其气芳香，既清虚热又可透散，地骨皮甘寒清润，入肝、肾经，善清虚热，除骨蒸；又配伍浮小麦固表止汗，益气除热，煅牡蛎收敛固涩，重镇安神，连翘清热解毒，竹叶、知母清热泻火，滋阴润燥，五味子益气生津，补肾宁心。诸药合用，共奏滋阴清热之效。

第二节　耳鸣

病案

姚某，男，50岁，2019年4月30日初诊。

患者耳鸣，伴有头痛，颈项部僵硬不适。既往高血压病史。舌质红，苔薄白，脉弦。

中医诊断：耳鸣（肝阳上亢）。

西医诊断：神经性耳鸣。

治则：平抑肝阳。

处方：水牛角10g，钩藤10g，珍珠母30g，蝉蜕9g，磁石（煅）30g，龙胆9g，女贞子10g，墨旱莲9g，龙骨30g，牡蛎（煅）30g，龙齿30g，葛根10g，薏苡仁30g，金银花30g，石决明10g，蒺藜10g。

用法：共7剂，水煎400ml，日1剂，早晚饭后温服各200ml。

二诊：2019年5月7日。耳鸣已明显好转，上方继服14剂。

三诊：2019年5月21日。耳鸣进一步好转，无头痛，下肢轻度水肿。上方去金银花、石决明、蒺藜,加厚朴 9g、莱菔子 30g、冬瓜皮 30g。继服 7 剂。

四诊:2019 年 5 月 28 日。基本无耳鸣,无头痛、无下肢水肿。上方去厚朴、莱菔子、冬瓜皮,加金银花 30g、牛膝 12g、金樱子 10g。继服 14 剂后,症状未再出现。

按语:《素问·六元正纪大论》云:“木郁之发……甚则耳鸣眩转。”肝者,将军之官,性刚劲,主升发疏泄,若肝失条达,郁而化火,上扰清窍,则耳鸣爆发。治宜平肝伐木,清肝降火。故许师以水牛角清热凉血定惊,为君药;钩藤清热平肝、息风止痉,为臣药;佐以珍珠母、煅磁石、石决明、龙骨、煅牡蛎、龙齿镇惊安神、平肝潜阳,龙胆清肝泻火,蝉蜕疏散肝经风热,蒺藜平肝解郁、活血祛风,金银花疏散风热,薏苡仁健脾渗湿,女贞子、墨旱莲补益肝肾,葛根解肌。许师认为,耳鸣在临床上可辨证为肾虚型、痰热型、瘀血型、水饮内停型、肝阳上亢型、风热上扰型。但各型常有交叉,不可以偏概全,实证易治,虚证难疗。故许师治疗过程中除使用清热泻火、平肝息风药物外,同时加用疏散风热及补益肝肾之药。

第三节　痤疮

病案 1

段某,女,20 岁,2019 年 9 月 4 日初诊。

患者面颊部痤疮,有中耳炎病史,耳鸣,耳中有脓性分泌物,大便干。舌质红舌苔薄黄,脉弦滑。

中医诊断:痤疮(热毒壅盛)。

西医诊断:痤疮。

治则:清热解毒。

处方:牛膝 10g,败酱草 30g,金银花 30g,龙胆 10g,桑叶 12g,菊花 12g,荷叶 10g,苍耳子(炒)7g,皂角刺 12g,薏苡仁 30g,天花粉 9g,紫花地丁 12g,

大黄 6g,蒲公英 30g,厚朴 9g,莱菔子 30g。

用法:共 7 剂,水煎 400ml,日 1 剂,早晚饭后温服各 200ml。

二诊:2019 年 9 月 11 日。症状略有好转。上方去厚朴、莱菔子,加女贞子 10g、墨旱莲 9g。继服 7 剂。

三诊:2019 年 9 月 18 日。面部痤疮症状明显好转,耳鸣减轻,耳中分泌物明显减少。上方去女贞子、墨旱莲,加厚朴 9g、莱菔子 30g。

四诊:2019 年 9 月 27 日。患者已无耳鸣,耳中无分泌物。面部痤疮有所反复。

处方:牛膝 10g,败酱草 30g,金银花 30g,龙胆 10g,桑叶 12g,野菊花 12g,皂角刺 12g,薏苡仁 30g,天花粉 9g,白花蛇舌草 15g,大黄 6g,蒲公英 30g,厚朴 9g,莱菔子 30g,黄芩片 10g,枳实 7g。

继服 14 剂后,面部痤疮明显改善。

按语:根据痤疮发病部位辨证,发病部位在额部属心,常由心火亢盛所致,左颊候肝,右颊候肺,故发于面颊部常由肝火犯肺所致,口周属脾,常由脾胃湿热所致。该患者面颊部痤疮,同时伴耳鸣、大便干,考虑以肝火为主。方以败酱草清热解毒、消痈排脓,为君药;龙胆清肝泻火,为臣药;桑叶疏散风热、平抑肝阳,紫花地丁、蒲公英、皂角刺清热解毒、消肿排脓,金银花、菊花疏散风热,牛膝引火下行,大黄泻热通便,厚朴、莱菔子行气通腑,荷叶清暑利湿,炒苍耳子发散风寒,薏苡仁健脾渗湿,天花粉清热养阴,共为佐药。

病案 2

袁某,女,37 岁,2019 年 1 月 10 日初诊。

患者因长期饮食辛辣刺激之物而致前胸、后背痘疹及脸部出现粟粒状红疹,色暗红,高出皮肤,触之压痛,伴有瘙痒,凹洞瘢痕明显,曾多次就诊于各医院皮肤科门诊,予中西医结合治疗均无明显效果,纳可,夜寐差,二便如常。舌红,苔薄黄稍腻,脉细弦。

中医诊断:痤疮(湿毒蕴肤)。

西医诊断:痤疮。

治则:清热解毒,消肿祛湿。

处方:蒲公英 30g,薏苡仁 30g,大青叶 10g,黄芩 10g,桑白皮 30g,槐花 30g,玫瑰花 10g,连翘 10g,栀子 9g,大黄 3g,莱菔子 30g,青黛 6g,紫花地丁 10g,苍术 10g,佩兰 10g。

用法:共 7 剂,水煎 400ml,日 1 剂,早晚饭后温服各 200ml。

二诊:患者诉粟粒状红疹较前稍有好转,仍痒,服药后第三天血压偏高,为 140/90mmHg,纳可,夜寐好转,二便如常。舌红,苔薄黄,脉弦。原方去苍术、佩兰,加水牛角 10g、钩藤 10g、淡竹叶 9g。继服 7 剂。

三诊:患者诉背部及前胸部痘疹明显好转,脸部红疹较前好转,瘙痒不明显,触之无明显压痛。舌红,苔薄,脉弦。前方继服 14 剂。随访患者 3 个月,痘疹基本消失。

按语:许师认为本案痤疮,病机为素体蕴湿,郁于肌肤,复感外界毒邪,致湿毒凝聚,阻滞经络,气血不和。本方为除湿解毒汤加减。方中蒲公英、大青叶、青黛清热解毒,薏苡仁、桑白皮、苍术、佩兰利湿,黄芩、栀子、连翘、大黄兼以清里热,槐花、玫瑰花疏肝解郁。针对患者服药过程中出现的血压偏高,予以原方基础上加用水牛角、钩藤、淡竹叶以平肝、镇肝。诸药合用,因势利导,各个击破,因而取得良效。

第四节 面瘫

病案 1

毛某,女,52 岁,2022 年 6 月 8 日初诊。

患者右侧面部麻木 2 年,伴潮热多汗,纳可,寐差,二便调。舌质暗红,苔薄白,脉弦。

中医诊断:口僻(风痰阻络证)。

西医诊断:面神经炎。

治则:祛风化痰通络。

处方:川芎 10g,赤芍 10g,当归 10g,桃仁 10g,全蝎 6g,蜈蚣 6g,僵蚕 6g,地龙 6g,白附子 6g,蝉蜕 6g,桑椹 30g,芥子 10g,墨旱莲 9g,红花 10g。

用法:共 7 剂,水煎 400ml,日 1 剂,早晚饭后温服各 200ml。

二诊:2022 年 6 月 15 日。面部麻木略缓解,时有腹胀,纳、寐可,二便调。故调整处方:去白附子、蝉蜕,加莱菔子 30g、枳实 10g。继服 7 剂。

三诊:2022 年 6 月 22 日。右侧面部麻木明显好转,无疼痛,纳、寐可,二便调。舌质淡红,苔薄白,脉稍弦。继服 7 剂。

按语:许公云,本病因平素体弱,正气不足、卫外不固,外感风寒之邪入经络,郁久成瘀或郁久化热,炼津为痰,风痰互结,阻遏头面经络,经筋失于濡养而发。正气不足、风痰阻络是其关键病机特点。方选桃红四物汤合牵正散加减,牵正散以疏散外风、化痰通络为主要功效,桃红四物汤则以活血通络为主。二者加减方中僵蚕祛风解痉、化痰散结;白附子辛温燥烈,长于治头面之风,功可祛风化痰、温阳散寒;全蝎长于息风通络;蜈蚣,辛,温,有毒,归肝经,具有息风止痉、攻毒散结、通络止痛的功效,蜈蚣性善走窜,与全蝎均为息风之要药;地龙亦能通经络;桃仁、红花、赤芍、川芎、当归主入血分,主通络牵正,泻血分壅滞,遵“治风先治血”之旨,使血行而风自灭。全方攻补兼施,药证相应,共奏益卫固表、息风解痉、化痰通络之功,使邪去病安。现代药理学指出,全蝎、川芎、桃仁、红花等活血中药均可扩张血管,减小外周微循环阻力,增强局部血液微循环,促进炎性渗出物的吸收,减轻肿胀,促进面神经功能的恢复。芥子,味辛,性温,辛能发散驱寒。患者潮热盗汗,考虑与肝肾不足有关,故加桑椹、墨旱莲以补肝肾阴之不足。患者寐差,故加蝉蜕息风止痉安神。现代药理学研究指出蝉蜕具有镇静安神之效。二诊中,患者腹胀,考虑与气机壅滞失调相关,故加入枳实、莱菔子以调气机。三诊中,患者诸症好转,故继服 7 剂。全方以祛风化痰止痉、活血化瘀为主。

病案 2

李某，男，45 岁，2019 年 9 月 2 日初诊。

患者右侧面部麻木伴口角㖞斜 3 天，右眼闭目露睛，流泪，鼓腮漏气，右侧口角下垂伴饮水漏水，右侧轻微眼跳，纳、寐可，二便如常。舌暗红苔白，脉弦滑。

中医诊断：口僻(风邪入络)。

西医诊断：面瘫。

治则：祛风通络。

处方：当归 10g，川芎 10g，赤芍 10g，红花 9g，蝉蜕 6g，僵蚕 9g，地龙 9g，全蝎 6g，水牛角 10g，钩藤 10g，石决明 10g。

用法：共 7 剂，水煎 400ml，日 1 剂，早晚饭后温服各 200ml。

二诊：2019 年 9 月 9 日。上方服药 7 剂后复诊，症状均有所改善，加用蜈蚣 2 条，将蜈蚣放入锅内焙干，碾成细粉，与中药同服。同时配合针灸治疗。再次服药 7 剂后三诊，患者病情明显减轻，面容基本恢复如常，原方再服 7 剂，针灸 10 天。

按语：本病的发生是由于正气不足，气属阳，阳虚则寒，加上外来风邪入侵，使气血经脉流行不畅致气血痹阻。方中当归、川芎、赤芍、红花活血通络；僵蚕、全蝎、蝉蜕、地龙均能祛风止痉，其中僵蚕并有化痰作用，全蝎善于通络。多药合用，力专效著。加之水牛角粉清热解毒，配合钩藤、石决明平肝潜阳，共成活血通络、祛风止痉之剂。二诊时加用蜈蚣，因蜈蚣走窜之力最速，内而脏腑，外而经络，凡气血凝聚之处皆能开之；放入锅内焙干，碾成细粉，以增强蜈蚣息风镇痉、攻毒散结、通络止痛之功效。全方使正气得补，邪气得去，面部气血调畅，脉络得养而病愈。

第五节 鼻渊

病案

陈某，女，30 岁，2019 年 7 月 22 日初诊。

患者过敏性鼻炎病史8年，夏季遇冷空气即打喷嚏、流清涕，曾服用抗过敏药效果不佳。现症见：纳、寐可，大便偏干，小便时黄。舌质淡红，舌苔薄白，脉滑。

中医诊断：鼻渊（风邪束肺，肺窍不利）。

西医诊断：过敏性鼻炎。

治则：宣肺祛风。

处方：苍耳子10g，荆芥穗12g，黄芩15g，菊花10g，广藿香12g，防风（炒）10g，柴胡10g，茯苓15g，白术15g，桃仁10g，白茅根10g，蒺藜10g，辛夷6g，乌梅6g。

用法：共7剂，水煎400ml，日1剂，早晚饭后温服各200ml。

1周后二诊，流清涕减少，但仍打喷嚏。

处方：防风10g，黄芪30g，白术12g，苍耳子10g，荆芥穗10g，黄芩10g，蒺藜10g，生甘草10g，茯苓15g，桑叶10g，辛夷10g，蝉蜕10g，桃仁10g，大枣10g。

用药3周后，症状均缓解，嘱患者长期服人参健脾丸巩固疗效。

按语：中医学认为"鼻渊"多由风邪侵袭肺卫，郁而化热所致，治疗多用疏风清热、宣肺通气之剂。由于考虑到固护卫气一面，而脾气充足、后天之本对卫气营血来说是不可或缺的基础，因此治疗予以祛邪为重的7剂药后，再拟玉屏风散益气固表以求固本，用荆芥穗、蒺藜散风祛邪以治其标，宣敛益气兼顾，后用健脾之剂补固，故可获远期疗效。

第六节 喉痹

病案1

李某，女，39岁，2020年12月16日初诊。

患者咽部疼痛1周，咽干、有异物感，颌下可触及肿大淋巴结，纳可，夜寐安，二便通调。舌质红，舌苔黄，脉弦滑。

中医诊断:喉痹(热邪瘀阻)。

西医诊断:咽喉炎。

治则:清热解毒,利咽消肿。

处方:蒲公英 15g,金银花 15g,鱼腥草 15g,锦灯笼 9g,西青果 6g,马勃 10g,射干 9g,白花蛇舌草 10g,青蒿 10g,柏子仁 10g,首乌藤 10g,浮小麦 30g。

用法:共 7 剂,水煎 400ml,日 1 剂,早晚饭后温服各 200ml。

服用上方一周后复诊,病情明显减轻,原方继服 1 周,病愈。

按语:此例患者为外感邪气,故方中多用清热解毒之品。因咽痛、咽干症状重,故选用马勃配射干以清肺泻火、利咽消肿。全方清热解毒、利咽消肿,药效十分显著。

病案 2

王某,女,36 岁,2020 年 3 月 25 日初诊。

声音嘶哑病史 1 年余。1 年前无明显诱因出现声音嘶哑,无咽痛,无咳嗽等,就诊于我院耳鼻喉科门诊查喉镜示声带息肉,选择保守治疗,前往许师门诊口服中药持续 1 年余,现声音嘶哑较前明显好转,复查喉镜示息肉消失,选择继续口服中药巩固疗效,纳、寐可,二便调。舌质暗红,苔薄白,脉弦滑。

中医诊断:慢喉喑(血瘀痰凝)。

西医诊断:咽喉炎。

治则:活血化瘀利咽。

处方:木蝴蝶 6g,西青果 6g,胖大海 6g,马勃 6g,锦灯笼 10g,芦根 30g,桃仁 6g,射干 9g,穿心莲 10g,蒲公英 30g,竹叶 6g,蒲黄 10g,当归 10g。

用法:共 7 剂,水煎 400ml,日 1 剂,早晚饭后温服各 200ml。

按语:《素问·阴阳别论》说“一阴一阳结,谓之喉痹”。《医门补要》说“肾为声音之根,肺为声音之户,虚人劳力,损伤元气,气海空浮,丹田气不与在上肺气相接,故喉哑难出声”。《景岳全书》也说“声由气而发,肺病即夺气,此气为声音之户也。肾藏精,精化气,阴虚则无气,此肾为声音之根也”。许师云:痹者,闭也。由内外邪毒积聚,导致经脉痹阻不通而致。本方选用会厌逐瘀汤加减,会厌逐瘀汤出自《医林改错》,功效为行气活血、解毒利咽。方中桃仁、当归、蒲黄活血化瘀;木蝴蝶、射干、马勃、胖大海清肺利咽;芦根、蒲公英清热解毒、消肿散结;西青果清热解毒;竹叶清热生津除烦。上药合用,使瘀血得除,咽喉得润,结散肿消音开,其症自愈。

第七节 暴聋

病案

蒋某,女,52岁,2022年12月30日初诊。

患者诉近2周无明显诱因出现听力下降,耳鸣,头晕、头蒙,口干、口苦,多饮、多尿,乏力,汗出明显,纳可,夜寐欠安,大便调。舌质淡,舌苔薄白,脉弦滑。

中医诊断:暴聋(肝肾两虚,虚火上浮)。

西医诊断:神经性耳聋。

治则:滋补肝肾,平肝潜阳。

处方:女贞子10g,墨旱莲9g,蝉蜕9g,石菖蒲10g,水牛角10g,珍珠母30g,龙胆9g,青蒿10g,地骨皮10g,浮小麦30g,牡蛎(煅)30g,麻黄根10g,功劳叶10g。

用法:共7剂,水煎400ml,日1剂,早晚饭后温服各200ml。

二诊:2023年1月6日。诉耳鸣,口干、口苦较前改善,仍感头晕、头蒙,纳可,夜寐安,大便调。舌质淡,舌苔薄白,脉弦滑。守方继服14剂,症状均明显改善。

按语:《丹溪心法》曰:“盖十二经脉上络于耳,其阴阳诸经,适有交并,则脏气逆而为厥,厥气搏入于耳,是谓厥聋。必有眩晕之证”。许师认为肝肾两虚是突发性耳聋发病的重要致病因素。方中女贞子、墨旱莲,即《医方集解》

之“二至丸”,此二者合用,功在补肾养肝,可达精血互生之效果,使燥热得除,伏火得清,津液渐复,诸症得消。蝉蜕,首载于《名医别录》,味甘而性寒,辛凉发透,此取《素问·六元正纪大论》“火郁发之”之理。石菖蒲化湿开窍。水牛角味苦,性寒,归经归心、肝经,具有清热、凉血、解毒之效。珍珠母,味咸,性寒,归肝、心经,具有平肝潜阳之效。龙胆味苦,性寒,归肝、胆经,取其清热燥湿、泻肝胆火之效。青蒿、地骨皮清热除蒸。浮小麦除虚热,止汗。牡蛎重镇安神,潜阳补阴。麻黄根固表止汗。功劳叶清虚热,益肝肾。

第八节 湿疮

病案 1

王某,女,33 岁,2020 年 3 月 20 日初诊。

患者诉近 1 周两臀部出现淡红色斑疹,与周围皮肤界限清,伴瘙痒不适。纳可,寐欠安,小便调,大便 3~4 日一行。月经量少,有血块,呈黑褐色,无腹痛,20~35 日一行。舌质暗红,苔薄黄,脉弦滑。

中医诊断:湿疮(湿毒壅腑,腑气不通)。

西医诊断:皮肤湿疹。

治则:清热利湿止痒,泻热通腑。

处方:广藿香 10g,佩兰 10g,苍术 10g,土茯苓 10g,败酱草 30g,薏苡仁 30g,苦参 10g,蛇床子 10g,地肤子 10g,大黄 6g,莱菔子 30g,蒲公英 30g。

用法:共 7 剂,水煎 400ml,日 1 剂,早晚饭后温服各 200ml。

按语:湿疮是由禀赋不耐,风、湿、热邪阻于肌肤所致。急性湿疹常以湿热为主,常因饮食失节,嗜酒或过食辛辣之品,伤及脾胃,脾失健运,致使湿热内蕴,复外感风湿热邪,两邪相搏,阻于腠理,浸淫肌肤而发病。方中广藿香、佩兰,本组对药具有芳香化湿的作用,二者均性味辛,香而不燥。藿香,芳香化湿,辟秽和中,许师认为,藿香与佩兰为姊妹药,两者相须使用,使化湿和中的作用更强。苍术、土茯苓，此组药物也是许师应用频率较高的一组药对。苍术，辛、苦，温，入脾、胃二经，摄脾精，燥脾湿，为燥湿健脾之要药，且苍术有解郁之功，《玉楸药解》言其“燥土利水，泻饮消痰，开郁去满”，朱丹溪云“苍术治湿，上中下皆可用，尤以寒湿之证为宜。”本品气味芳香，善行而不守，故有行气解郁、燥湿化痰之功。配伍败酱草、薏苡仁、蒲公英清热解毒，苦参、蛇床子、地肤子清热燥湿，大黄清热泻下、利湿解毒，莱菔子降气除胀。全方合用，共奏清热除湿、通腑泄热之功。

病案 2

齐某，男，61 岁，2020 年 3 月 24 日初诊。

患者右手掌部可见皮疹，内有黄色分泌物，疼痛明显，左背上方可见散在皮疹，无明显瘙痒，疼痛，小便可，大便溏。舌质淡，舌体胖，苔白厚腻，脉濡滑。

中医诊断：湿疹(湿毒蕴肤)。

西医诊断：皮肤湿疹。

治则：健脾化湿，清热解毒。

处方：苍术(炒)10g，土茯苓 10g，薏苡仁(炒)30g，厚朴 9g，蒲公英 30g，板蓝根 15g，紫花地丁 10g，金银花 30g，鱼腥草 30g，败酱草 30g，桃仁 9g，皂角刺 10g，王不留行(炒)10g，山药 10g，马齿苋 10g，青黛 6g。

用法：共 7 剂，水煎 400ml，日 1 剂，早晚饭后温服各 200ml。

按语：许师云，患者脾失健运，湿浊内停，郁久化热，以致湿热火毒蕴积肌肤发病，初期以清热利湿为主。方中重用炒苍术为君，其味辛、苦，性温燥，归脾、胃二经，辛以散其湿，苦以燥其湿，香烈以化其浊，为燥湿健脾、降浊和胃之要药；以厚朴为臣，其辛、苦，性温，行气化湿、消胀除满，助苍术加强健脾燥湿之力；佐以茯苓燥湿健脾；配合厚朴行气、消满、祛湿，山药补益脾气。另辅以土茯苓使湿浊由小便而利，蒲公英、板蓝根、紫花地丁、金银花、鱼腥草清热解毒，败酱草、桃仁、炒王不留行活血祛瘀，皂角刺消肿托毒，马齿苋、青黛清热凉血。诸药相合，共奏清热解毒利湿之力。